患者さんとの会話が苦手な
歯科衛生士のための

歯科臨床
会話フレーズ275

監修
河野　正清

著
落合真理子
川嶋　紀子
小林　美佳
田村　　恵
長山　和枝
蓮見　　愛
浜端　町子
山田　美穂

学建書院

はじめに

●「わかってはいるけれど、できない！」それが患者さんとのコミュニケーション

『歯科医院には、子どもから高齢者まで、さまざまな人が来院します。歯科疾患に対する知識や口腔の健康に対する関心度も人それぞれなので、歯科衛生士は目の前の患者さんそれぞれにあった説明や質問のしかた、つまりコミュニケーションが求められています。』

このような文章、どこかで読んだり聞いたりしたことありませんか？　そして、「明日の患者さんからやってみよう」と思いを新たにし、翌日チェアサイドに臨むものの、患者さんを目にした瞬間、

- どう切り出したらいいんだろう？
- どう質問したらいいんだろう？
- どう伝えたらいいんだろう？

と、悩んでしまったことはありませんか？

こういった悩みは、特に経験の浅い歯科衛生士に多いようです。

病因論の説明や生活習慣に関する質問など、患者さんに伝えたい・確認したい内容ははっきりしていますが、それをどう患者さんに伝えるか、その方法は一概に「こうすればよい」と言い切れません。なぜならAさんはピンときても、Bさんにはメッセージが届かないことがあるからです。つまり、患者さんとのコミュニケーションはマニュアル通りにはいかないのです。

「そんなことはわかっています！　ではどうすればいいんですか？」── そんな声が聞こえてきそうです。

● DHが実際に使っているフレーズを収録

個々の患者さんにあった説明や質問ができるようになるには、残念ながらやはり「経験する」ことがもっとも近道かもしれません。もちろん、先輩の臨床を見学したりアシスタントしたりしながら学ぶ（まねる）という方法もありますが、先輩のいない歯科医院では、あなたが経験を積んでいくしかありません。

……でも、これってツライですよね。今すぐスキルアップしたいですよね。

本書は、そんな経験の浅い歯科衛生士の力になろうと立ち上がった著者たちによる、患者さんとのコミュニケーションのきっかけになるヒント集です。

著者は、臨床歴10～25年の歯科衛生士です。そんな著者たちが、日々の臨床現場にて実際に患者さんに話しているフレーズだけを抽出し、一冊にまとめました。掲載フレーズ総数は275！　どれもさりげないフレーズばかりですが、生きたフレーズです。

「なるほど、このシチュエーションになったら、このフレーズを使えばいいのね！」

たしかにそうですが、残念ながらそれではあなたのコミュニケーションスキルは向上しません。

本書には、よくあるシチュエーションをいくつか設定し、そのシチュエーションになったときに著者たちが実際に使っているフレーズを載せていますが、本当に読んでいただきたいのは、解説です。解説には、「先輩たちはどんなことを考えながらフレーズを使っているのか」を存分に記しました。これを読んでいくことで、「こういうふうに患者さんと接していけばいいんだ」ということが自然とわかってくるでしょう。

● あなたのオリジナルフレーズを生み出すために

患者さんとのコミュニケーションが苦手な歯科衛生士の皆さん、本書を一度ならず二度、三度と読み返してみましょう。本書を通じて、先輩たちの経験を疑似体験できると思います。掲載しているフレーズが自然と出てくるようになるでしょうし、あなたの言葉でアレンジしたフレーズや、目の前の患者さんにもっと届くフレーズが生まれてくるかもしれません。そうなれば、冒頭の「患者さんそれぞれにあった説明や質問」ができるようになる日も近いでしょう。

なお、本書はコミュニケーションヒント集であることから、歯科疾患や歯科治療などの詳細については一切触れていません。これらは他の専門書から学んでいただきたいと思います。もし他の専門書から「患者さんに伝えたい・説明したい」ことが出てきたら、本書のフレーズに書き加えたり、置き換えたりしてみましょう。学びの中から、新しい「あなたのフレーズ」が生まれることを願っています。

著者一同

もくじ

はじめに ……………………………………………………………………… 3
著者紹介 ……………………………………………………………………… 6

PART 1　「問いかけ」から始めよう 患者さんとのコミュニケーション …… 7

1. コミュニケーション？ それとも、情報伝達作業？ ………………………… 8
2. コミュニケーションは問いかけから始まる …………………………………… 9
3. 沈黙は怖くない ………………………………………………………………… 10
4. 患者さんへの問いかけはどんな場面でも使える ……………………………… 12

PART 2　シチュエーション別 日常臨床会話フレーズ集 …… 15

フレーズ集を活用するにあたって …………………………………………… 16
フレーズページの使いかた …………………………………………………… 16

CHAPTER 1　疾患に関する会話例 …………………………………… 17
Scene 1　患者さんのう蝕に対する知識を把握する会話例 ……………… 18
Scene 2　う蝕の病因論を伝える会話例 …………………………………… 20
Scene 3　患者さんの歯周病に対する知識と関心度を把握する会話例 … 22
Scene 4　歯周病の原因を伝える会話例 …………………………………… 24
Scene 5　歯周病の病因論を説明する会話例 ……………………………… 26
Scene 6　歯周病とはどんな病気かを伝える会話例 ……………………… 28

CHAPTER 2　検査や処置に関する会話例 ………………………… 31
Scene 7　歯周組織検査の意義を伝える会話例 …………………………… 32
Scene 8　歯周組織検査時に伝える会話例 ………………………………… 34
Scene 9　口腔内写真撮影の意義を伝える会話例 ………………………… 36
Scene 10　全顎エックス線写真撮影の意義を伝える会話例 …………… 38
Scene 11　歯周治療について説明する会話例 …………………………… 40
Scene 12　セルフケアとプロケアが両輪であることを伝える会話例 … 42
Scene 13　歯石除去前後の会話例 ………………………………………… 44

CHAPTER 3　生活習慣を確認する会話例 ………………………… 47
Scene 14　食習慣について確認する会話例 ……………………………… 48
Scene 15　飴の習慣化リスクについて説明する会話例 ………………… 50
Scene 16　飲みものについて確認する会話例 …………………………… 52

Scene 17	スポーツドリンクの習慣化リスクについて説明する会話例	54
Scene 18	寝る前の飲食習慣のリスクについて説明する会話例	56
Scene 19	小児の飲食回数を確認する会話例	58
Scene 20	中高生の飲食回数を確認する会話例	60
Scene 21	高齢者の飲食回数を確認する会話例	62

CHAPTER 4　リスクのある患者さんとの会話例　65

Scene 22	う蝕のできた子どもの保護者に伝える会話例	66
Scene 23	う蝕ができた患者さんと予防方法を考える会話例	68
Scene 24	初期う蝕の進行停止を目指す会話例	70
Scene 25	治療をくり返すリスクを伝える会話例	72
Scene 26	無髄歯のリスクを伝える会話例	74
Scene 27	根面が露出している患者さんとの会話例	76
Scene 28	唾液の少ない患者さんに自覚症状を確認する会話例	78
Scene 29	唾液が少なくなってきた患者さんとの会話例	80
Scene 30	喫煙の影響を伝える会話例	82
Scene 31	女性ホルモンの影響について説明する会話例	84
Scene 32	家族の歯周病罹患状況について質問する会話例	86
Scene 33	全身疾患の影響を説明する会話例	88
Scene 34	全身疾患の有無や服薬状況を確認する会話例	90
Scene 35	メインテナンス時に全身疾患や服用薬の変化を確認する会話例	92
Scene 36	メインテナンス中にう蝕の発症を確認したときの会話例	94
Scene 37	メインテナンス中にポケットの再発を確認したときの会話例	96

CHAPTER 5　予防方法について説明する会話例　99

Scene 38	6歳臼歯の萌出に備える会話例	100
Scene 39	歯列交換期の子どもを持つ保護者との会話例	102
Scene 40	仕上げ磨きの必要性を伝える会話例	104
Scene 41	永久歯列に生え変わった患者さんに自覚をうながす会話例	106
Scene 42	う蝕経験のある患者（現在はう窩がない）と予防方法を考える会話例	108
Scene 43	唾液のう蝕予防効果について説明する会話例	110
Scene 44	メインテナンス通院をすすめる会話例（治療中）	112
Scene 45	メインテナンス通院をすすめる会話例（再評価時／治療終了時）	114

CHAPTER 6　ホームケアの充実・改善を目指す会話例　117

Scene 46	歯磨き習慣を確認する会話例	118
Scene 47	歯磨剤の使用状況を確認する会話例	120
Scene 48	フッ化物の使用をすすめる会話例	122
Scene 49	歯肉縁上のプラークコントロールの目的を説明する会話例	124

Scene 50	プラークコントロール向上をうながす会話例	126
Scene 51	歯間清掃の重要性を伝える会話例	128

CHAPTER 7　メインテナンス時に使いたい会話例 …… 131

Scene 52	情報収集のきっかけに使える会話例	132
Scene 53	患者さんの関心がどこにあるかを把握する会話例	134
Scene 54	口腔内のリスクコントロール方法を覚えているか確認する会話例	136
Scene 55	う蝕リスクが高いメインテナンス患者さんとの会話例	138
Scene 56	歯周病リスクが高いメインテナンス患者さんとの会話例	140
Scene 57	ブラッシング指導をマンネリにしない会話例	142
Scene 58	メインテナンス来院が不定期になりがちな患者さんとの会話例	144
Scene 59	歯磨き習慣の変化を確認する会話例	146
Scene 60	良好に維持できていることを伝える会話例	148
Scene 61	プラークコントロール低下が見られた際の会話例	150

コラム　先輩からのアドバイス

笑顔のチカラ（小林美佳）	30
高齢患者さんと会話するにあたって（川嶋紀子）	46
私のコミュニケーション習得法（長山和枝）	64
禁断のフレーズ「来てください」（長山和枝）	98
患者さんに合わせてバリエーションをつけよう（川嶋紀子）	116
家族や友人で練習してみよう（浜端町子）	130

著者紹介

監修　河野　正清　（東京都小平市開業／日本ヘルスケア歯科学会コアメンバー）

執筆　落合　真理子　（メインテナンス関連のフレーズ担当／日本歯周病学会認定歯科衛生士、日本ヘルスケア歯科学会認定歯科衛生士）

　　　川嶋　紀子　（歯周病関連のフレーズ担当／日本ヘルスケア歯科学会認定歯科衛生士）

　　　小林　美佳　（う蝕関連のフレーズ担当／日本ヘルスケア歯科学会認定歯科衛生士）

　　　田村　恵　（歯周病関連のフレーズ担当／日本歯周病学会認定歯科衛生士、日本ヘルスケア歯科学会認定歯科衛生士）

　　　長山　和枝　（メインテナンス関連のフレーズ担当／日本ヘルスケア歯科学会認定歯科衛生士）

　　　蓮見　愛　（う蝕関連のフレーズ担当／日本ヘルスケア歯科学会認定歯科衛生士）

　　　浜端　町子　（PART 1 担当／日本ヘルスケア歯科学会認定歯科衛生士）

　　　山田　美穂　（PART 1 ＆イラスト担当／日本ヘルスケア歯科学会認定歯科衛生士）

（50音順）

PART 1

「問いかけ」から始めよう 患者さんとのコミュニケーション

1. コミュニケーション？ それとも、情報伝達作業？
2. コミュニケーションは問いかけから始まる
3. 沈黙は怖くない
4. 患者さんへの問いかけはどんな場面でも使える

1．コミュニケーション？　それとも、情報伝達作業？

　『歯科衛生士臨床は患者さんとのコミュニケーションが欠かせない』とよくいわれています。歯科疾患は生活習慣に大きく影響を受けることから、ケアを担う歯科衛生士は、疾患だけでなく人を見て、考え、情報提供することが大事だからです。

　しかし、新人や経験の浅い歯科衛生士は、人（患者さん）を見ることを忘れがちです。病因論や検査結果の説明時、ブラッシング指導時やメインテナンス導入時など、限られたアポイントタイムの中で「あれも伝えなければいけない」「これも説明しなきゃいけない」と業務のことばかりを優先してしまい、一方的に話し続けてしまう──。これでは、患者さんの思いや考え、価値観は見えてきません。その結果、患者さんのニーズに応えることができず、患者さんの来院が途絶えてしまうこともあります。

　『意思の疎通』『心の通い合い』といったコミュニケーションの意味を忘れてしまうと、患者さんへの説明は単なる情報伝達作業になってしまいます。

　あなたの患者さんとの関わりは、コミュニケーションですか？　それとも、情報伝達作業ですか？

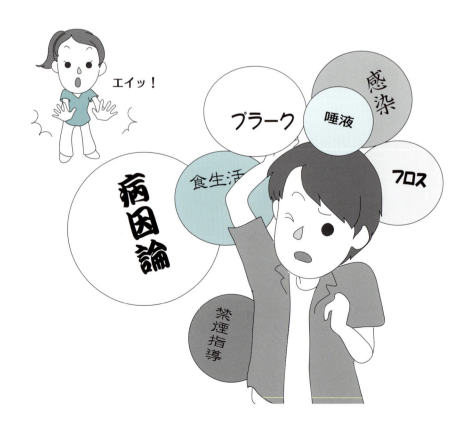

2. コミュニケーションは問いかけから始まる

　では、患者さんとのコミュニケーションはどうすればいいのでしょうか？ 円滑なコミュニケーションを展開するノウハウやテクニックは多々ありますが、最初から難しく考える必要はありません。ほんの一言「いかがですか？」「どう思いますか？」「どうしたいですか？」と患者さんに問いかけるだけでコミュニケーションは始まるのです。

　たとえば歯周病の病因論を説明した後に、「今の話を聞いて、いかがですか？」と問いかけてみましょう。「歯周病って怖いのね」という反応を示す患者さんもいれば、「私は何をしたらいいの？」といった方法を聞いてくる患者さんもいるでしょう。もしかしたら、難しい顔をして「よくわかんないなぁ」と言ってくるかもしれないですし、「で、私は歯周病なの？どうなの？」と単刀直入に答えを求めてくるかもしれません。たった一言、患者さんに問いかけてみるだけで、このようにさまざまな患者さんの思いや考えなどが見えてきます。

　するとどうでしょう。次にあなたがすべきことも自然と見えてきませんか？

- 「歯周病って怖いのね」という患者さんには、メインテナンス受診の大切さを伝えてみよう
- 「私は何をしたらいいの？」という患者さんには、セルフケアのノウハウを伝えてみよう
- 「よくわからないなぁ」という患者さんには、ポイントを絞った説明をもう一度してみよう
- 「私は歯周病なの？」という患者さんには、歯周組織検査をすすめてみよう

　患者さんの思いや考えを受け止めて、それに見合ったことを考えて、患者さんに返す —— このように、コミュニケーションはそれほど難しいことではないのです。

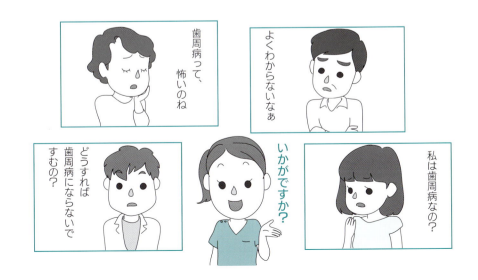

3. 沈黙は怖くない

「問いかけをすると、患者さんが黙ってしまうことがあるんです。どうしたらよいでしょうか」

こういった質問は、新人や経験の浅い歯科衛生士からよく寄せられます。たとえほんの一瞬であっても患者さんが黙ってしまうと、『この沈黙から早く抜け出したい』と感じ、こちらから患者さんに問いかけたにも関わらず、回答を待たずに説明を始めてしまう —— このような対応をしてしまう人は多いようです。

患者さんに「いかがですか？」「どう思いますか？」と問いかけると、患者さんは何かしら考え始めます。すぐ答えを出す人もいれば、一生懸命考えてから答えようとする人もいます。ときには、『きちんと答えないといけない』、『何も知らない患者と思われたくない』と考え、回答に迷ってしまう人もいるでしょう。面倒くさい、話を聞いていない、ということもあります。このように沈黙には人それぞれ理由があるのです。もし患者さんがあなたの問いかけに

マンガ1　患者さんの沈黙は「答えを考えている」から

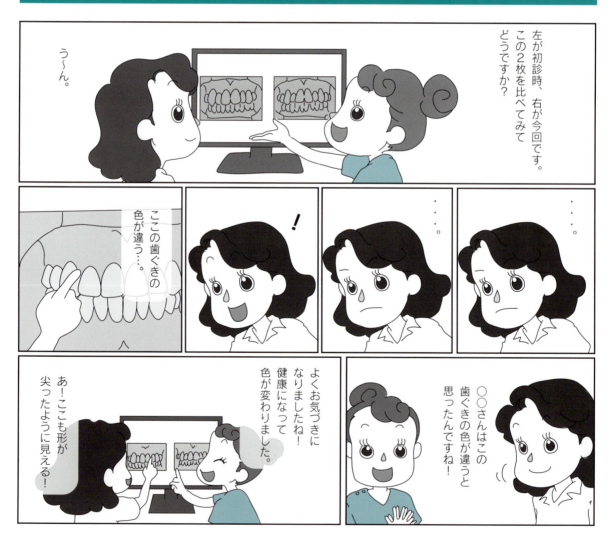

対し真剣に考えているのであれば、その回答を待たずにあなたが話し始めるのはNGです。

では、どうしたらよいでしょうか？

患者さんが沈黙したときは、しばらく待つことが大事です。患者さんの考えがまとまり、何らかの答えが出てくるかもしれないからです（マンガ1）。

しばらく待ったとしても、回答が出てこない場合は、助け舟を出してみましょう。筆者は、「多くの患者さんが○○○○とおっしゃいます」「私たちは□□□などを見ています」のような助け舟をよく出しています。このような助け舟を出すと、「そんなこと（回答）でいいんだ」と安心し、以後のコミュニケーションが円滑に進むきっかけになることがあります（マンガ2）。

患者さんの沈黙は、「どうでしょう」「いかがですか」といった問いかけに対する反応の1つです。言語としての反応だけでなく、表情や素振りなど身体言語（ボディランゲージ）にも注目するようにしましょう。沈黙は恐れるものではありません。なお、助け舟を出してみてもなかなかコミュニケーションが進まないと感じたときは、次の機会を探したほうが患者さんもあなたも負担は少ないでしょう。

マンガ2　沈黙が続くときは助け舟を出してみよう

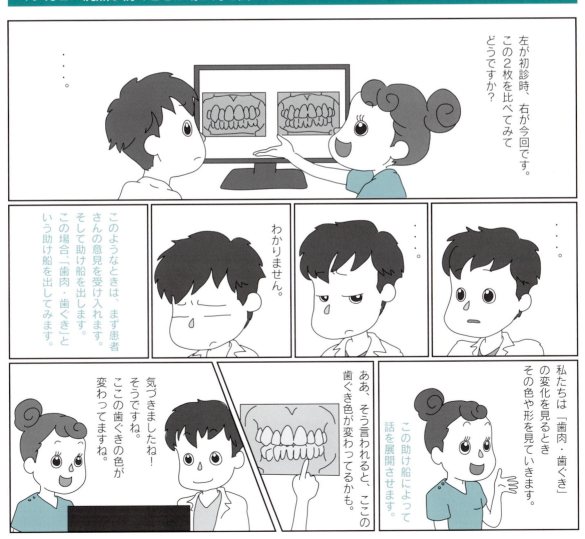

4．患者さんへの問いかけはどんな場面でも使える

「いかがですか？」「どう思いますか？」「どうしたいですか？」といった問いかけは、歯科衛生士臨床のどんな場面でも使えます（マンガ3～5）。

　もしあなたが情報伝達作業ばかりしていたとしたら、これを機会に思いきってコミュニケーションにランクアップしてみませんか？　患者さんとの距離がぐっと近くなり、その患者さんに最適な働きかけやケアを提供することができるようになるでしょう。

　そしてこれまでよりも、歯科衛生士臨床がもっと楽しくなると思いますよ。

マンガ3　口腔内写真を見せながら「いかがですか？」

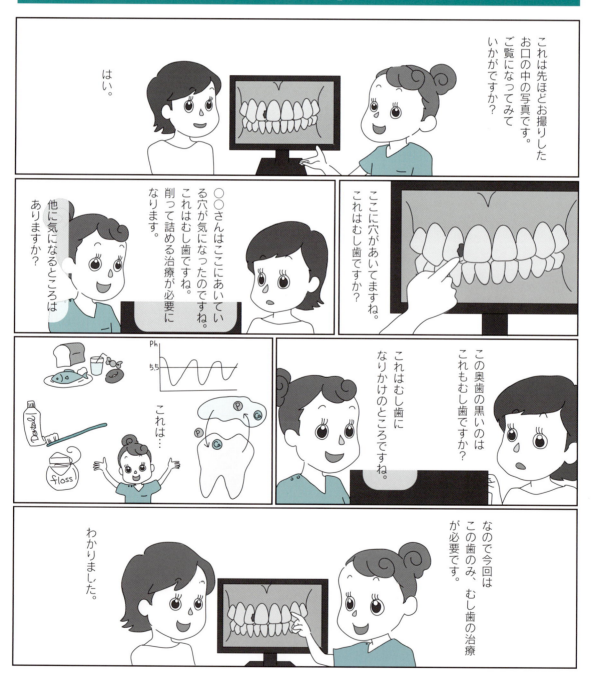

マンガ4 プロービング後に「いかがですか？」

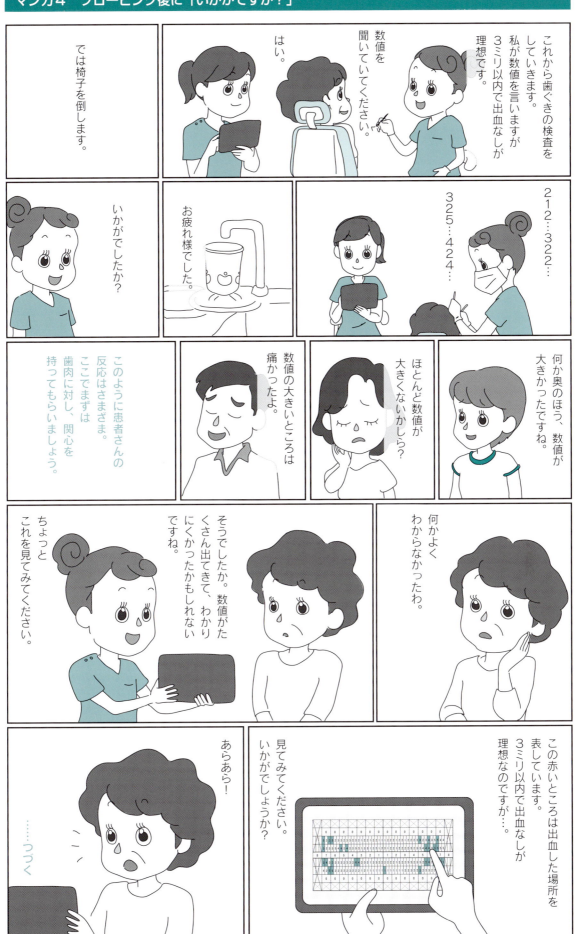

マンガ5　メインテナンス来院時に「いかがですか？」

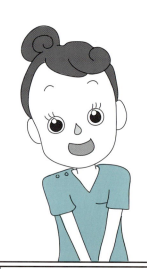

○○さん こんにちは。
いかがですか？ 何か変わったことはありますか？

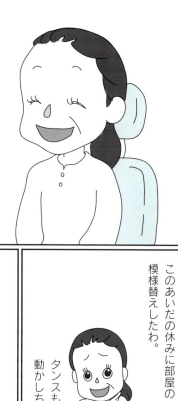

そうねぇ〜 このあいだの休みに部屋の模様替えしたわ。タンスも動かしちゃった。

えーっ！ ひとりでですか？

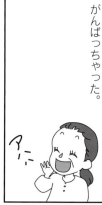

そうなの がんばっちゃった。

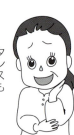

じゃあまだ疲労が残っていたりするかもしれませんね。
お口の中はどうでしょう？

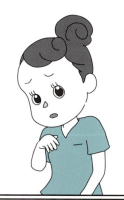

そういえば… いつも深いって言われてるところがちょっと腫れぼったいかも…。

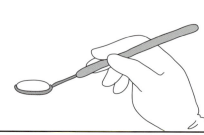

あらっ！ では早速見てみましょう！

はい。お願いしま〜す。

……つづく

PART 2

シチュエーション別日常臨床会話フレーズ集

CHAPTER 1　疾患に関する会話例
CHAPTER 2　検査や処置に関する会話例
CHAPTER 3　生活習慣を確認する会話例
CHAPTER 4　リスクのある患者さんとの会話例
CHAPTER 5　予防方法について説明する会話例
CHAPTER 6　ホームケアの充実・改善を目指す会話例
CHAPTER 7　メインテナンス時に使いたい会話例

フレーズ集を活用するにあたって

歯科衛生士臨床に必要な患者さんとの**コミュニケーションのゴールは、患者さんがみずから考え行動することにある**と筆者らは考えています。なぜなら歯科疾患の多くは生活習慣の改善を必要とし、その**生活習慣の改善は患者さん自身が納得し、患者さん自身が行動に移さないと実現しない**からです。

そのため本書では、説明やアドバイスに代表される「歯科衛生士→患者さん」といった情報提供フレーズだけでなく、「歯科衛生士→患者さん→歯科衛生士」のように受け答えをうながすような双方向のフレーズに重きをおいています。同じ説明やアドバイスをするならば、患者さんの思いやニーズに即した表現や内容を用いたほうが、患者さんの心に届きやすいからです。

なお、本書のフレーズが目の前の患者さんにすべて使えるわけではありません。本書のフレーズをヒントとして、「患者さんはどう考えているのか」をつねに念頭において会話を進めていけば、患者さんが行動を変えるきっかけを作ることができるでしょう。

フレーズページの使いかた

CPMアイコン
C＝カリエス、P＝ペリオ、M＝メインテナンスを意味しています。たとえばCに色がついていれば、カリエスの説明時などに活用できることを示しています。

解説欄
フレーズを実際に患者さんに使う際のポイントや注意点のほか、患者さんの反応例などをまとめています。

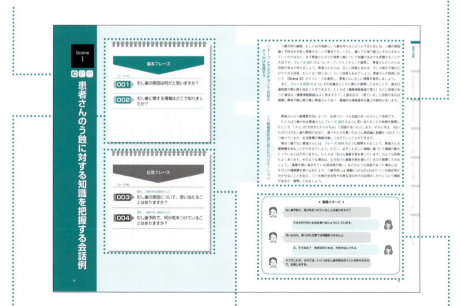

基本フレーズ
そのSceneでよく使うフレーズです。同じことを違った表現で紹介しているものもあれば、上から順番に使うとよいフレーズもあります。

応用フレーズ
基本フレーズに加えて、さらに踏み込んだ質問や説明をする際のフレーズです。患者さんにあわせて、適宜選択して使用してみましょう。

会話イメージ
基本フレーズや応用フレーズを使用した会話のイメージです。簡単な例ですが、そのフレーズを使用する際のリズム感や、フレーズの組み合わせかたをイメージすることができます。

CHAPTER 1

疾患に関する会話例

Scene 1　患者さんのう蝕に対する知識を把握する会話例
Scene 2　う蝕の病因論を伝える会話例
Scene 3　患者さんの歯周病に対する知識と関心度を把握する会話例
Scene 4　歯周病の原因を伝える会話例
Scene 5　歯周病の病因論を説明する会話例
Scene 6　歯周病とはどんな病気かを伝える会話例

Scene 1

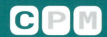

患者さんのう蝕に対する知識を把握する会話例

基本フレーズ

フレーズ No.

001 むし歯の原因は何だと思いますか？

002 むし歯に関する情報はどこで知りましたか？

応用フレーズ

フレーズ No.

現在、う蝕がある患者さんに
003 むし歯の原因について、思い当たることはありますか？

現在、う蝕がない患者さんに
004 むし歯予防で、何か気をつけていることはありますか？

◎ オープンクエスチョンで会話のきっかけを探そう

う蝕予防の継続、もしくは今後新しいう蝕を作らないようにするためには、う蝕の病因論と予防法を共有し実践することが基本です。しかし、誰にでも単刀直入にそれらを伝えていくのではなく、まず患者さんがどの程度う蝕について知識があるかを把握することが大切です。**フレーズ001**のようにオープンクエスチョンで質問し、患者さんからどんな回答が来るか待ちましょう。患者さんからは、正しい回答もあれば、少しの修正や強化だけで十分な回答、もしくは「知らない」という回答もあるでしょう。患者さんの回答に応じて、【Scene 2】からフレーズを選択し、患者さんに正しい情報を提供しましょう。

また、**フレーズ002**のようにその知識をどこから得たか質問してみることで、過去の通院歴や関心度も知ることができます。たとえば「健康情報番組で見た」などと回答があった場合は「健康情報番組はよく見ますか？」と話を広げ、「見ている」と回答があれば健康に興味や関心度が高い患者さんであり、積極的な情報提供を喜ぶ可能性があります。

◎ う蝕罹患状況に応じたバリエーション

患者さんのう蝕罹患状況によって、応用フレーズも会話のきっかけとして有用です。

たとえばう蝕がある患者さんに**フレーズ003**のように思い当たることの有無を質問したところ、「チョコが大好きだからかなぁ」と回答があったとします。そのときは、「甘いものだけがむし歯の原因ではなく、食べかたが大事」のように病因論に話題をつなげ、いつ食べているか、生活習慣の情報収集につなげていくことができます。

現在う蝕がない患者さんには、**フレーズ004**のような質問をすることで、患者さんの健康観を知ることができるでしょう。ただし、必ずしも正しい情報に基づいて健康行動をとっているとはかぎりません。たとえば「石けん歯磨き剤を使っています」のような回答もよくあります。そのような場合は、なぜ石けん歯磨き剤を選んでいるのか質問してみましょう。「歯磨き剤に含まれている添加物が怖い」などのような回答があった場合には、その人の健康観を受け止めた上で、う蝕予防には（高齢になればなるほど）フッ化物応用が欠かせないことを伝え、フッ化物の安全性や日常生活の中での応用のしかたについて興味があるか、質問してみましょう。

▶ 会話イメージ ◀

 むし歯予防で、何か気をつけていることはありますか？

できるだけ甘いものは食べないようにしています。

 甘いものも、食べかた次第では問題ありませんよ。

え、そうなの？　本当は甘いもの、大好きなんですよ。

 そうでしたか。それでは、いくつかむし歯予防のポイントがありますので、お話しますね。

Scene 2

C P M

う蝕の病因論を伝える会話例

基本フレーズ

フレーズNo.

005 むし歯は予防できる病気です。

006 むし歯は生活習慣病の1つです。

007 何か食べものや飲みものを口に入れると、むし歯菌がそれを餌にして、歯を溶かす酸を出します。

008 個人差はありますが、食後30〜40分くらいで唾液によって酸は中和され、溶かされた歯は固まります。

009 酸によって歯が溶かされている時間と、唾液によって歯が固まっている時間のバランスが崩れたとき、歯に穴があきます。

010 食べる量ではなく、食べる回数によって、むし歯のなりやすさは変わってきます。

011 同じものを同じだけ食べていても、食べかた次第でむし歯のなりやすさが変わります。

012 歯磨きだけではむし歯は防げません。生活習慣など、いろいろな原因が重なって、むし歯になります。

013 生活習慣と歯磨きの方法を改善できれば、むし歯は予防できます。

応用フレーズ

フレーズ No.

014 むし歯のない子どもたちが増えてきています。

015 歯は削ってしまうと元には戻らず、人工物に置き換わるだけです。自分の歯は、その分小さくなっています。

◎ 知識に合わせてフレーズを選択する

　う蝕の病因論を伝えるには、
①脱灰と再石灰化のバランスが崩れた結果、う蝕症が発症し、う窩が形成されること
②生活習慣病の1つであり、飲食回数によってう蝕のなりやすさが変わること
をいかに平易に、また納得するように伝えるかがポイントです。【Scene 1】の回答によって、フレーズ005～013の順序ですべてのフレーズを伝えたほうがいい場合と、知識にあわせてフレーズをピックアップして患者さんの知識を補う場合があります。どちらにしても、上記①と②の知識が必ず患者さんに伝わるようにしましょう。

◎ いろいろな反応がある

　病因論を伝えると、患者さんからはいろいろな反応が見られます。たとえば、「私だけが兄弟の中でむし歯だらけなんです。なぜですか？」という質問を受けたことがありました。この患者さんの小さいころの飲食回数を詳しく聞いてみたところ、患者さん自身が飲食回数に問題があったことに気がつき、今現在の飲食回数を見直すきっかけになりました。このように、単に病因論を伝えるだけに留まらず、これらのフレーズをきっかけに患者さんに考えてもらうようにしましょう。

◎ 応用フレーズで、さらなる発見を

　歯科医療従事者にとって常識でも、患者さんにとっては初めて聞く情報であることも多々あります。フレーズ014、015は病因論ではありませんが、う蝕に対する理解を深める上で有用なフレーズです。
　フレーズ014は、むし歯の多い子どもの保護者に対し、子どものカリエスリスクについて話をする際に使えるフレーズです。保護者に危機意識を持ってもらいつつ、リスク改善について考えてもらうきっかけになります。
　フレーズ015は、「むし歯ができても治療すれば大丈夫」といった誤解を解消するきっかけになります。

Scene 3

CPM 患者さんの歯周病に対する知識と関心度を把握する会話例

基本フレーズ

フレーズ No.

016 今まで、歯ぐきが気になったことはありますか？

017 歯周病って聞いたことありますか？

018 歯周病ってどんな病気かご存知ですか？

019 どんな症状が出ると思いますか？

▶ 会話イメージ ◀

 今まで歯ぐきが気になったことはありますか？

いや、特に……。

 （歯肉ブヨブヨだけど、気にならないのか……）
歯周病って聞いたことはありますか？

なんとなく、名前くらいは。

 今回の検査の結果、○○さんはその歯周病になっています。

◎歯周病に関心を持ってもらおう

歯周病については、発症する前に関心と知識を持ち、予防していくことの大切さを患者さんに知ってもらうことが重要です。明らかに健康な患者さんにも、フレーズ016を質問し、会話のきっかけにしましょう。

患者さんからは、「特に気になったことはない」といった回答もあれば、「たまに出血する」などいろいろな回答が出てくることでしょう。患者さんから「気になる」といった回答があったら、「どこが気になりますか？」「いつごろからですか？」など話を広げてみましょう。この問いかけに対し、患者さんから「ここが気になる」と具体的な説明があった場合は、以降の歯周病の説明やブラッシング指導などはその部位を例にするとよいでしょう。

一方、歯周病が進行し自覚症状が出ていそうな状態にもかかわらず、フレーズ016に対し「特に気になったことはない」と患者さんが回答した場合は、口腔への関心が低いことが考えられます。実際、「痛くて嚙めない」や「歯磨きすると出血する」、「歯がグラグラする」のような症状がないかぎり、まじまじと歯肉を見る患者さんはあまりいないでしょう。「気にならない＝生活に不自由がない」ことは患者さんにとって幸せなことかもしれませんが、自覚症状のないまま進行してしまう歯周病に関しては大問題です。フレーズ017に対し「知らない」と回答した患者さんには、それ以上の質問はやめて、歯周病の病態について説明しましょう。

◎患者さんは歯周病のことを知っている

CMや健康情報番組などを通じて、患者さんは歯周病に関する知識をそれなりに持っています。フレーズ017〜019は、患者さんにとっては簡単な質問のようです。最初はこのような簡単な質問から始めて、患者さんの知識を確認しましょう。

フレーズ017〜019に対し、多くの患者さんが「歯ぐきが下がる」「歯がグラグラする」「歯が抜ける」など具体的に答えてくれるでしょう。「そうですね、よくご存知ですね」と受け入れ、患者さんの回答について、正しい知識なのか誤った知識なのか把握しましょう。以降の歯周病の説明時に、「さきほど○○さんがおっしゃったように」「○○さんがおっしゃったことですが、本当は……」のように患者さんの回答を引用することで、患者さんの理解はより深まります。

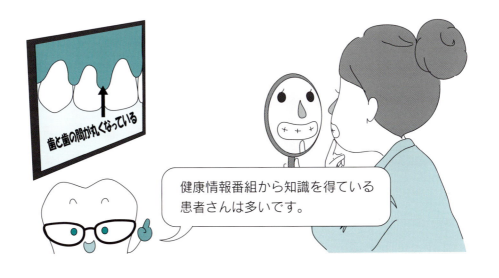

健康情報番組から知識を得ている患者さんは多いです。

Scene 4

CPM

歯周病の原因を伝える会話例

基本フレーズ

フレーズ No.

020 歯周病の原因は何かご存知ですか？

021 ○○さんが毎日歯磨きして落としているものって何ですか？

022 歯垢やプラークって、聞いたことありますか？

023 歯垢は細菌のかたまりです。この細菌が歯周病の原因です。

▶ **位相差顕微鏡のないシチュエーションでの会話イメージ** ◀

（探針でプラークを取って）
これ、何だと思います？

食べかす

これ、よく顕微鏡で拡大して見てもらうんですが、うようよ動いているんですよ。

え、細菌なの？ 本当？

そう、細菌のかたまりなんです。
（顕微鏡っていうと、大抵の人は「細菌」って気がつくのよね。うふふ）

◎基本は問いかけ

歯周病の原因を伝えるにあたっては、単に事実をそのまま伝えるのではなく、患者さんに問いかけて患者さんに考えてもらうようにします。

診療時間は限られているため「歯周病の原因はプラークです」と単刀直入に伝えたいと考えがちですが、大切なのは時間ではなく患者さんの気づきと行動変容であることから、フレーズ020をきっかけとして患者さんが理解を深めるよう時間の許すかぎり働きかけてみましょう。

◎位相差顕微鏡を使って「見える化」しながら伝えよう

患者さんに「歯周病の予防・治療には細菌を減らすことが重要である」ことを理解してもらうには、「プラーク＝細菌」という真実を認識してもらうことが第一です。しかし、歯頸部を意識してブラッシングしている患者さんでも、フレーズ021のように「何を落としているか？」と質問すると、「プラーク」と回答する患者さんは意外と少ないようです。また、「プラーク」と回答したとしても「プラーク＝食べかす」と誤解していることも多く、「プラーク＝細菌」と真実を伝えたとしても、やがて「プラーク＝食べかすのようなもの」のように誤った認識へとすり替わってしまうことも少なくありません。そんな患者さんには、位相差顕微鏡でプラークを実際に見てもらうことをおすすめします。

まず、患者さんに鏡で口腔内を見てもらいながら、見えやすい部位からプラークを取り、「これ、何だと思いますか？」と問いかけます。患者さんが「食べかす」「歯垢」など何か答えたら、顕微鏡を介してそれを見てもらいましょう。患者さんはどんな反応をするでしょうか？　患者さんが気がつき、何か言うまで待つのがポイントです。患者さんから「動いてる〜」「生きてる！」といった反応があったら、すかさず「これはさっき食べたお昼ごはんでしょうか？　食べかすは動かないですよね？」と伝え、フレーズ023のように「歯垢は見たとおり生きた細菌なのです。この細菌が歯周病の原因です」と伝えます。実際に動いているようすを見ながら、「食べかすは動かない」「歯垢は細菌」という言葉を耳にすることで、驚きとともに患者さんの誤解はきっと解消されるでしょう。

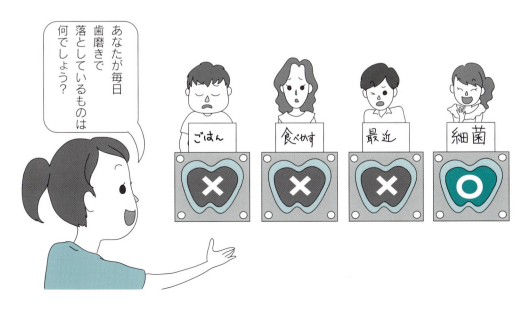

Scene 5

C P M

歯周病の病因論を説明する会話例

基本フレーズ

フレーズNo.

024 歯ぐきには毛細血管が走っていて、歯ぐきの先まで血液が通っています。

025 プラーク（細菌）が歯と歯ぐきの境目にいつもついていると、歯周病の菌が増えてきます。

026 そうすると、血液中に細菌を排除しようとする細胞が増えてきます。血管が太くなり、歯ぐきが赤く見えます。さらに歯ぐきが膨らみ、歯と歯ぐきの境目の溝が深くなります。

027 歯周病の細菌は空気が嫌いないので、溝の中で増殖し、毒素を出して、歯ぐきを剥いで溝を深くしながら侵入していきます。

028 深くなった溝を歯周ポケットと言います。

029 歯周ポケットが深くなっていくと細菌が骨に近づいてきて、骨までも毒素で溶かされていきます。それが歯周病です。

030 歯と歯ぐきのあいだについているプラークが溝に入り込んで毒素を出し、歯周ポケットを作ります。歯周ポケットが深くなると歯を支えている骨も毒素で溶かされます。

応用フレーズ

フレーズNo. 031
歯周病は、歯を支える組織と細菌とのバランスが崩れたときに発症します。身体が細菌を攻撃する際に、自分の身体も傷つけてしまい、歯を支える骨が溶けてしまいます。プラークがずっと付着していると病原性が高まるので、プラークを取り除くことが大切です。

◎患者さんに合わせてフレーズを選択する

　患者さんに病因論を説明する目的は、患者さんに正しく病気について理解してもらうことで、自発的なセルフケアの充実と治療への参加をうながすことにあります。しかし、私たちのような専門家にとっては常識の言葉や表現では、患者さんの理解が及ばず、いくら正しいことを伝えたとしてもピンと来ないことも多々あります。そのため病因論を説明する際には、患者さんの性格やバックグラウンドなどを考えながら言葉を選ぶことも必要になります。たとえば歯周病は宿主と細菌のバランスが崩れたときに発症し、免疫反応により骨吸収が生じますが（フレーズ031）、フレーズ024～030では「骨までも毒素で溶かされる」という表現を使っています。このように「プラーク＝細菌を落とすことが歯周治療の原則」であることを明確に患者さんに理解してもらうため、あえてこのように単純化して伝えることもあります。

◎病因論を理解すると、歯周治療の内容が理解できる

　説明時は、今後行われる歯周治療やプラークコントロールの目的を織り交ぜることがポイントです。たとえばフレーズ026は、歯肉の発赤・腫脹のメカニズムを説明しています。ここで「だから赤く腫れてくるんですよ」とつけ加えると、「なるほど」とピンと来るようです。またフレーズ025から「プラークコントロールが基本なんだ」ということに理解が及び、フレーズ027や029、030を伝えることで、「歯周基本治療では歯肉縁下の細菌除去を行っている」ということを患者さんもイメージしやすくなります。このように病因論の説明では、「なぜこうなるか」という知識の拡充にとどめず、「だからこうする」のように納得と行動に繋がるようにしていきましょう。

　なお歯周病の発症にはステップがあることから、言葉だけではイメージしにくいのが現実です。歯周病の病因論の説明には媒体は欠かせないツールなので、患者さんに見せながら順を追って伝えるようにしましょう。患者さんによっては、詳しく順を追って説明するよりも、フレーズ030のようにおおまかな説明にとどめておいたほうが理解に繋がることもあるので、適宜判断します。

Scene 6

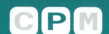

歯周病とはどんな病気かを伝える会話例

基本フレーズ

フレーズ No. 032
（デンタルエックス線写真を見せながら）これは○○さんの歯を支えている骨です。（正常に近い位置を指しながら）今ここまで骨がありますが、（根尖部を指して）もしこの骨がここまで来てしまったら、どうなると思いますか？

フレーズ No. 033
写真で歯ぐきを見てみましょう。ここは健康です。歯と歯のあいだの歯ぐきは尖っていてピンク色です。ではここはどうでしょう？

応用フレーズ

フレーズ No. 034
骨が溶ける前に歯ぐきに変化が現れる場合が多いです。気にしていれば自分で気がつく症状もありますし、検査しないとわからないこともあります。

◎ 説明は、患者さんの資料とともに

患者さんに対して歯周病について説明する際は、なんらかの媒体を提示しながら行っていることでしょう。どの媒体もわかりやすく書かれていますが、重度歯周炎の写真などは患者さんによっては遠い未来のように見え、他人事になってしまうこともあります。

すでにエックス線写真撮影や口腔内写真撮影など検査を行っている場合は、媒体とともに患者さん本人の資料を使って説明することをおすすめします。「検査結果を報告する」という観点からすれば当然のことですが、媒体と本人の資料を比較しながら伝えることができるので、患者さんに現状を自覚させることができます。

◎ 患者さんに考えてもらう

同じ説明内容でも、こちらから一方的に説明するよりも、フレーズ032や033のように患者さんに問いかけながら説明するほうが、より患者さんの理解を深めることができます。

たとえばフレーズ032は、「あなたの歯を支えている骨です」とヒントを出しているので、「歯が抜ける」と誰もが想像できるでしょう。しかし「骨が吸収して歯が抜ける」とただ伝えるよりも、「骨がここからここまで下がって抜ける」と意識させることができ、たとえば別の部位のエックス線写真を見たときも自然に目がそのように動くものです。その結果、「ここの骨、少なくないですか？」と患者さんから質問があることもあります。またフレーズ033のように問いかけることで、日々のブラッシング時に歯肉を観察する習慣づけにもつながります。

もちろん、「わからない」や、なかなか回答が出ないこともあります。自覚症状があり歯が抜けることを不安に思っている患者さんでは、意図的に答えないこともあります。患者さんのようすを見ながら判断しましょう。

◎ 検査の必要性を感じてもらうこともできる

フレーズ034は、媒体だけを用いた説明時にも使えるフレーズです。媒体つまり他者の資料にてフレーズ032や033などの内容を説明した後に、フレーズ034の「検査しないとわからないこともある」とすることで、歯周組織検査の必要性を説いています。

歯周組織検査は、単に現状把握と治療の効果を測定するためだけにあるのではなく、患者さん自身がその必要性を理解し、検査結果に関心を持つことで、歯周治療はもとよりプラークコントロールの充実や定期的なメインテナンス来院のモチベーションにもつなげることができる重要なステップです。フレーズ034にて「そうか、歯周組織検査を受けたほうがいいな」と患者さんが思うようになれば、スムーズに歯周組織検査につなげることができるでしょう。

なお、喫煙者の場合は出血や腫脹など歯肉に症状が現れにくいことから、「喫煙者は出血したり腫れたりという歯肉の変化は現れにくいので、検査しないとわからないこともあります」と言い換えて伝えましょう。

コラム　先輩からのアドバイス ①

笑顔のチカラ

小林美佳

●真面目な顔＝怒った顔？

　皆さんは自分の「話しかた」について意識したことはありますか？　私は歯科衛生士になってから、自分の話しかたについて悩むようになりました。「小林さんに怒られた」「小林さんって厳しい」──他の人と同じことを同じように伝えているつもりでも、いつもこのように思われてしまうからです。

　「私の話しかたはきついようだ」そう自覚した私は、つねに心をこめて話すように心がけました。でも結果は変わりません。先輩と患者さんは和やかな雰囲気で会話をしているにもかかわらず、私のチェアではいつも重い空気が漂い、いくら誠意をもって患者さんに接したとしても患者さんによい反応は見られませんでした。

　先輩と私は何が違うんだろう？　そう思った私は、先輩と患者さんのやり取りを見学してみました。違いはすぐに見つかりました。なぜなら先輩と患者さんは笑顔で会話をしているのですから。私のアポイントでは患者さんが笑顔になることは少なかったことから、これには本当に驚きました。

　「自分はいつもどんなやりとりをしているんだろう」すぐに知りたくなった私は、自分と患者さんとの会話風景を写真に撮ってもらいました。診療後、撮影された写真を見て、愕然。私は笑顔で会話をしているどころか、真面目、いや真面目を通り越して怒っているような顔で患者さんに向き合っていたからです。「これでは患者さんは笑えない」そう思いました。

　私は、いつも患者さんに真面目に向き合っていました。つねに歯科の情報をアップデートし、患者さんに健康になってもらいたいという思いを胸に抱いて患者さんと接していました。しかし、自分が真剣になればなるほどその思いが裏目に出ていたようです。どんなに勉強しても、どんなに患者さんのことを考えても、それが伝わらなければ意味がありません。「伝えかたを考えなきゃいけない」と強く感じました。

●笑顔って、やっぱり大事

　「今日からできる改善策はないか？」──先輩のようすを思い出し、実行したのは「口角を上げて笑顔を作る」「語尾を優しくする」の2つでした。驚いたことにこの2つだけでも患者さんは笑顔になり、次回来院時の反応もすっかり変わりました。ある患者さんは「前回、腫れているって教えてくれたところ、ちゃんと磨いてきたよ」と笑いながら話してくれ、実際に口腔内を見ると以前ついていたプラークもすっかり落ち、炎症も改善していました。嫌々磨いている口腔内と、目的を持って磨いている口腔内って、ひと目で違いがわかりますよね。この患者さんの口腔内は後者でした。まさに「患者さんとの距離が近づいた」と感じた瞬間でした。それ以来、私は真面目一辺倒な表情から、シチュエーションに合わせて笑顔と真面目な表情を使い分けるようになりました。

　皆さんもこの先、同じような経験をするかもしれません。「フレーズを使ってみよう」という思いが強くなったとき、皆さんの顔はかつての私のように怒った表情をしている可能性があります。ちょっと立ち止まって、患者さんにどう伝わるかを考えることをおすすめします。

　本書にはたくさんの「フレーズの引き出し」がありますが、それをどう表現するかはあなたにかかっています。表情や口調、スピードなどを考えながらフレーズを使うことで、皆さんと患者さんの関係はどんどん変わってくるでしょう。患者さんが自分の口腔の健康に関心を持つようなきっかけになる、そんな会話ができることを応援しています。

CHAPTER 2

検査や処置に関する会話例

Scene 7　　歯周組織検査の意義を伝える会話例
Scene 8　　歯周組織検査時に伝える会話例
Scene 9　　口腔内写真撮影の意義を伝える会話例
Scene 10　　全顎エックス線写真撮影の意義を伝える会話例
Scene 11　　歯周治療について説明する会話例
Scene 12　　セルフケアとプロケアが両輪であることを伝える会話例
Scene 13　　歯石除去前後の会話例

Scene 7

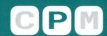

歯周組織検査の意義を伝える会話例

基本フレーズ

フレーズNo.

035 歯周病の進行度合いは見ただけではわからないので、器具を使って検査をします。

036 歯周病の治療をきちんとするためには、まず今の状態を調べる必要があります。

応用フレーズ

フレーズNo.

037 血圧を測らずに血圧を下げる薬を飲むことはないですよね。

038 なにも検査しないで、いきなり手術をすることはないですよね。それと同じで、どんな治療が必要かまず検査する必要があります。

◎見えないところの治療だからこそ検査が必要

　フレーズ035や036は、歯周組織検査の導入時に使えるフレーズです。
　歯周病の治療をするためには歯周組織検査が必要なことは、私たちにとっては常識でも、残念ながら歯肉縁上だけをスケーリングするような歯周治療を受けていた患者さんにとっては、
- 検査を行う意義を知らない
- どんなことをするのか知らない

ことから、その必要性を理解できない場合があります。
　歯科医院で行う歯周治療の対象は歯肉縁下であり、歯肉縁下は見えない部位だからこそ現状把握が大切であることを伝えます。

◎たとえ話を交えることで納得を引き出す

　ときどき「検査はしなくていいから歯石だけ取ってほしい」という患者さんが来院しませんか？「ステインが気になるからそれだけきれいにしてほしい」というのであれば、見えるところだけクリーニングをしたらよいのかもしれません。しかし、歯石を取るということは歯周病の治療であり、どんな治療でも現状を検査しないまま始めることはありません。そんな患者さんにはフレーズ037や038など医科の例を示すと、検査の必要性をイメージしやすいようです。
　その上で検査を受ける・受けないの判断は、患者さんに委ねます。

▶ **会話イメージ** ◀

検査って、本当に必要なの？

歯周病の治療をきちんとするためには、今の状態を調べる必要があるんですよ。

でも、今までの歯医者で検査なんて受けたことないよ。

そうでしたか。
たとえば、何も検査をしないでいきなり手術とかしないですよね？

どんな治療が必要か、検査をして見極めるんですよ。

Scene 8 CPM 歯周組織検査時に伝える会話例

基本フレーズ

フレーズNo.

039 歯ぐきの検査をします。

040 歯周病の進行度合いを調べます。

041 歯と歯ぐきの境目の歯周ポケットというところの深さを測ります。

042 炎症のあるところは、少しチクチクしたり出血したりするかもしれません。

043 できるだけ、そっと検査しますね。

▶ 会話イメージ ◀

歯ぐきの検査をします。炎症のあるところは、すこし痛いかもしれません。

え、痛いの？　どんなことするの？

この目盛りのついた器具を使って、歯と歯ぐきの境目の歯周ポケットの深さを測るんです。

痛そう……。本当に大丈夫？

できるだけ、そっと検査しますね。

◎ プロービング前にしっかり伝えよう

　過去の経験から、プロービングに対しよい印象を持っていない患者さんもいます。その原因として、なぜこんなに痛い思いをしなければいけないのか、理由もわからず納得していないということがあります。

　正しいプロービングをする技術があることは大前提ですが、多少痛い思いをさせてしまうこともあるので、フレーズ039〜042を用いて、その目的と「チクチクする」ことを前もって伝えましょう。特に初めて受ける患者さんには、

- 歯と歯ぐきのあいだにある歯周ポケットという溝の深さを測る検査であること
- 歯周ポケットの深さを測定することで、歯周病の進行度を知ることができること
- 歯周ポケットの内部に炎症があると出血するので、炎症の有無を知ることができること

を伝えることが大切です。きちんと説明をしないと「針を刺された」など誤解を招くことになります。

　場合によっては、患者さんに鏡を持ってもらい、歯周ポケットにプローブを挿入しているところを見てもらいながら説明するとよいでしょう。

◎ 同じ「チクチク」でも伝えかた次第で違うメッセージになる

　とはいえ、患者さんからすると、「痛み」「出血」は怖いキーワードです。そのため、プロービングの説明時は単に恐怖感を与えるのではなく、患者さんに自分の歯周病の進行状況について関心を持ってもらうようにしたいものです。

　たとえばフレーズ042は、「炎症のあるところは」というフレーズをあえて加えています。以前、このように事前に説明しておいたところ、検査後に「前歯は痛くなかったけれど奥歯は痛かったから、奥歯が悪いのね」のように患者さんから言ってきたことがありました。この患者さんは自分の歯周病の状態を自覚することのでき、臼歯部をていねいにブラッシングするようにもなりました。

　また、計測者と記録者の2名でプロービングを行っている場合などでは、フレーズ040に続けて「4ミリ以上のところは歯周病です。数字が大きいほど進行しています」と伝えておくと、測定中に患者さんも数値を気にかけるようになります。

　このように、患者さんが検査に主体的に参加するような声かけを加えることで、検査結果に対してもより関心が高まります。

◎ 検査は手を抜かず行う

　検査にあたって患者さんからちょっとでも不安そうな雰囲気を感じたら、すかさずフレーズ043を伝え、不安を和らげるようにしましょう。しかし、あくまでも「できるだけ、そっと検査する」だけであり、ポケット底まで挿入しないわけではありません。

　患者さんが歯科医院嫌いになる理由として「痛いから」がよくあげられますが、これはやむを得ない側面もあります。しかし、

- プロービング圧が強すぎる
- プローブが歯面にきちんと沿っていない

といった技術不足によって与えてしまう痛みは、あなたのトレーニングにより解消することができます。患者さんの信頼を獲得するためにも、不要な痛みを与えずきちんと測定できるよう、練習しましょう。

Scene 9 CPM
口腔内写真撮影の意義を伝える会話例

基本フレーズ

フレーズ No.

044 今のお口の状態を記録するため、写真を撮ります。

045 エックス線写真は骨など見えないところの写真を撮りますが、こちらは外から見た状態の写真を撮ります。

046 歯や歯ぐきの変化など、後でわかるように写真を撮ります。

▶ 会話イメージ ◀

　今のお口の状態を記録するため、写真を撮りますね。

　エックス線写真のこと？　さっき撮ったじゃない。

　今度はこのカメラでお口の中を撮影します。

　エックス線写真は骨など見えないところの確認をしますが、こちらは外から見た状態を記録します。

　それって必要なの？

　記録がないと元の状態がわからなくなってしまいますから、後でわかるように写真を撮っています。

◎口腔内写真撮影はめずらしい？

　エックス線写真撮影の経験はあっても、口腔内写真の撮影経験がある患者さんはそれほど多くありません。そのため、撮影に際して「何をするの？」「エックス線写真じゃないの？」と疑問を持たれるようです。フレーズ044にて口腔内写真撮影の目的を説明してもピンと来ない患者さんには、フレーズ045にて「エックス線写真は内側の状態、口腔内写真は外側の状態」と分けて説明し、フレーズ046のように「変化を記録する」ことを伝えると、イメージが湧くようです。

　初めて口腔内写真を撮影した患者さんに撮影した写真を見せると、「こんなふうに撮れるんだ」と興味を持って見てくれるでしょう。最初は半信半疑でしたが、「こんなの初めて。最新の技術だわ！すごい！」と喜んだ患者さんもいました。

◎二度と撮影したくないと思われないために

　口腔内写真撮影は、口角鉤や口腔内写真撮影用ミラーを使用することから、多少苦しい思いを与えてしまう可能性があります。「大変な思いをしたけれど、価値があった」と思ってもらえるように、撮影後は必ず写真を患者さんに見せて活用しましょう。撮影毎に、「健康が維持されていることを見るのが楽しみ！」と患者さんが思うようになれば、歯周治療やメインテナンスはきっとよい循環に向かっていくでしょう。

　なお、「二度と口腔内写真を撮られたくない」と患者さんに思われないよう、技術を高めることはいうまでもありません。

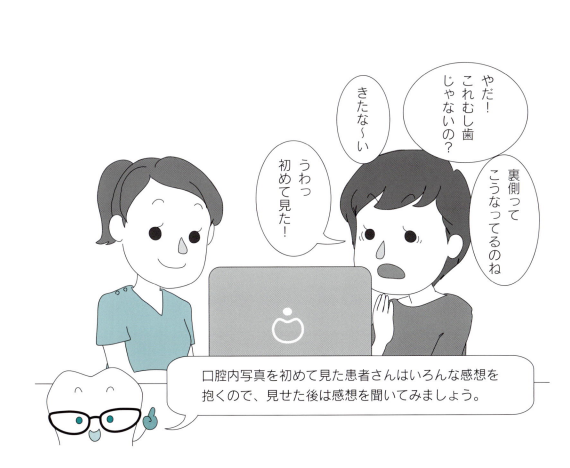

口腔内写真を初めて見た患者さんはいろんな感想を抱くので、見せた後は感想を聞いてみましょう。

Scene 10
CPM
全顎エックス線写真撮影の意義を伝える会話例

基本フレーズ

フレーズNo.

047 骨の状態（むし歯の状態）は外から見てもわからないので、エックス線写真を撮って確認します。

048 歯周病やむし歯の進行具合を調べます。

▶ 会話イメージ ◀

 全部の歯のエックス線写真を撮りますので、合計14枚撮影しますね。

 え？ 全部の歯を撮るの？ 痛いところだけじゃダメなの？

 症状のないところでも、骨の状態は外から見てもわからないのでエックス線写真が必要なんです。

 症状がないなら、問題ないんじゃないの？

 歯周病は症状が出にくいので、エックス線写真で全体を確認することが大切なんですよ。

◎なぜ1枚じゃダメなの？

　今まで症状のある部位のみのエックス線写真やパノラマエックス線写真しか撮影経験のない患者さんからすると、「なぜこんなにたくさんのエックス線写真を撮影しないといけないの？」と疑問を持つのは自然のことかもしれません。「今症状のあるところのみではなく、外から見ただけではわからない異常が他にないかを調べるために必要です」のように意義を伝えると、患者さんも納得します。

　撮影に際しては、フレーズ047や048を使い、「エックス線写真でなければわからないものがある」ことをしっかり伝えましょう。

◎全顎エックス線写真を撮影する意義

　歯周組織検査の基本は、口腔内写真とプロービング、エックス線写真の3つで構成されます。それゆえ、
- 口腔内写真：現在の外から見た歯や歯列、歯ぐきの状態を記録する
- プロービング：歯周ポケットの深さの計測や炎症の有無を確認する
- エックス線写真：歯を支える骨やむし歯の状態を調べ、記録する

のようにそれぞれの役割を伝えることで、全顎エックス線写真を撮影する意義の理解が進むことがあります。

　歯科医院に、参考例として見せることができる資料があるならば、腫脹とプロービング値と骨吸収像を関連づけて見せることで、患者さんもピンとくることでしょう。

◎撮影を拒む患者さんには

　説明しても、「どうしても撮影したくない」という患者さんがいます。以前、「放射線治療をしたばかりなので、今はやりたくない」という患者さんがいました。そのような患者さんには、歯科医師と相談し、「情報量が少なくなるため、きちんと治療ができない可能性があります」と伝えた上で、できるところまでの治療をするなどの対応をしましょう。

　なおこの患者さんは、「では、いずれ撮影しましょう」ということになりました。

Scene 11

歯周治療について説明する会話例

基本フレーズ

フレーズNo.

049 歯と歯の根の周りの細菌を減らすことが歯周病の治療です。

050 歯ぐきより上はあなたの治療範囲、下はこちらの治療範囲です。

051 歯磨きは歯周病の治療だと思ってやってみてください。

052 歯周ポケットの中には歯ブラシが入らないので、歯周ポケットの中の細菌はこちらで除去します。

歯石除去を絡めたフレーズ

フレーズNo.

053 歯石は、プラークが唾液や血液のミネラル分で固まったものです。

054 歯石は生きた細菌ではありませんが、ガサガサボコボコしているので、その上に細菌がどんどん付着して、細菌の温床になります。

055 歯石には歯ぐきより上につく見える歯石と、歯周ポケットの中につく見えない歯石があります。

056 こちらでは固まってしまった歯石の除去と、歯周ポケットの中の細菌を減らしていく治療をします。

◎ ブラッシングは治療であることを意識してもらう

　私たちは、いくらスケーリング・ルートプレーニングを徹底しても、患者さんのセルフケア（プラークコントロール）が適切に行われないと、歯周治療の効果が期待できないことを知っています。しかし「歯科医院に行く＝治療を受ける」というイメージが強く、歯科医院に依存してしまう患者さんはたくさんいます。

　歯周治療について説明する際は、フレーズ049にて目的を明確にし、フレーズ050にて役割分担を告げることが大事です。これまで歯周病の病因論（Scene 5）やプラークコントロールの目的（Scene 49）を説明していれば、フレーズ050や051を伝えることで「たしかに歯磨きは自分でしなくてはいけない治療だ」と患者さんは納得することでしょう。そしてフレーズ052を伝え、セルフケアでは補えないところをプロの技術で支えていくことを伝えます。

　なお、フレーズ049～052は媒体を使いながら説明するとより理解が深まります。

◎ 歯石除去は痛みを与えるからこそきちんとした説明を

　歯石除去は歯周治療の基本ですが、患者さんにとっては痛いこともあるため、受けたくない治療の1つのようです。そのため、なぜ歯周治療において歯石除去が必要かを正しく伝えることが大事です。

　フレーズ053～056にて歯石を除去する目的を伝えていますが、「治療後も、きちんとしたホームケアと定期的なメインテナンスで歯周ポケットの中の細菌を除去していれば、歯石はつきにくくなりますよ」と付け加えることで、メインテナンスの意義と価値を早い段階から伝えることができます。

　また、フレーズ055を伝えた後も「プラークがうまく落とせるようになれば、歯ぐきより上の歯石はできにくくなりますよ」と加えることで、「歯磨きは自分でできる治療である」ことを意識させることができるでしょう。

▶ **会話イメージ** ◀

 プラークが減らないと、歯周病はよくなりません。

 え、でも治療してくれるんでしょ。

 歯と歯の根の周りの細菌を減らすことが歯周病の治療です。つまり、歯磨きも歯周病の治療の1つなんですよ。

 え、そうなの？

 歯ぐきより上は〇〇さんの治療する範囲、下はこちらが責任をもって治療します。　　　　　　　　　　　　　　　（Scene 12に続く）

Scene 12

CPM

セルフケアとプロケアが両輪であることを伝える会話例

基本フレーズ

フレーズ No.

057 ○○さんの毎日の歯磨きと、こちらの歯周ポケットの中の細菌の除去がうまくいくと、歯ぐきはよくなります。

058 歯と歯ぐきの境目より上の細菌の数が減り、境目よりも下の歯周ポケットの中の細菌も減ると、歯周ポケットは浅くなります。

059 歯磨きもうまくできて、歯周ポケットの中の細菌や歯石除去が行われ歯の根の面がきれいになると、そこに歯ぐきがくっついてきて歯周ポケットが浅くなります。

応用フレーズ

フレーズ No.

060 ○○さんの毎日の歯磨きと、こちらの治療の両方がうまくいかないと、歯ぐきはよくなりません。

◎伝えたいことはどれも同じ

　いくら歯周治療について説明したとしても（Scene 11参照）、そのゴールが共有されていなければ、歯周治療は成功しません。説明時には、セルフケアとプロケアは両輪であり、歯肉縁上のプラークコントロールを通じて患者さんが積極的に治療に参加すると歯周病は改善に向かうことをしっかり伝えることが大事です。
　フレーズ057～059は、どれも表現は異なるものの、伝えたいことは同じです。【Scene 11】に続けて、適宜選択しましょう。

◎基本はポジティブ表現だが、時にはネガティブ表現も

　フレーズ057と060はどちらも同じ内容です。違いは、ポジティブ表現かネガティブ表現かだけです。しかし、ネガティブ表現はあまり使いたくありません。なぜなら「脅し」のようにも聞こえてしまい、「歯ぐきがよくならないのは自分のせいではないか」と患者さんを追い詰めてしまう可能性があるからです。歯周基本治療やメインテナンスで避けたいことは「来院が途絶えること」であることを考えると、ネガティブ表現よりもポジティブ表現で「一緒に治療していきましょう」としたほうがよいでしょう。
　しかし、「治療はおまかせします」のように歯科医院に通ってくるだけの患者さんには、あえてネガティブ表現を使うこともあります。歯科医院に依存的な患者さんに対しては、「来院して口を開けているだけでは治らない」ことを伝えないかぎり、何も改善しません。意図的にネガティブ表現を用いて、セルフケア・プロケアが両方伴ってこその歯周治療であることを強く主張することも時には必要になります。

▶ 会話イメージ（Scene11からつづく）◀

　○○さんの毎日の歯磨きと、こちらの治療がうまくいくと、歯ぐきはよくなります。

　そうか、歯磨きも治療なのか。

　そうなんです。
　○○さんの歯磨きによって、歯周ポケット内の細菌も減るんですよ。

　歯磨きってそんなに効果があるんだ。

　どちらが片方だけでは、歯周病の治療はうまくいきません。
　一緒に頑張りましょう。

Scene 13

CPM

歯石除去前後の会話例

おもに歯石除去前に伝えるフレーズ

フレーズNo.

061 腫れている歯ぐきが引き締まってくるため、歯と歯の隙間が少し大きくなるかもしれません。

062 歯ぐきが引き締まると歯の根っこが出てくるので、一時的にしみるかもしれません。きちんとプラークが取り除かれていれば、またしみなくなってきます。

おもに歯石除去後に伝えるフレーズ

フレーズNo.

063 歯ブラシを当てると痛いようなら、そっと加減して磨いてください。

064 今日は深いところまで器具を入れて歯石を取ったので、歯が浮いたような感じがあるかもしれません。数日でおさまりますので、無理に硬いものを噛まないようにして、そっとしておいてください。

◎「生じるであろう不都合」は事前に伝える

「歯石を取ってもらったら、歯がしみるようになった」、「歯と歯のあいだがスカスカになった」――これは、歯石除去後によく患者さんから寄せられる感想です。「歯ぐきを切り取られた」といった感想を聞いたこともありました。これらはすべて歯科医院に対する不信感の現れであり、治療やメインテナンス中断のきっかけになります。

患者さんは、予期せぬ不都合が生じたときに不信感を抱きます。特に「歯周病がよくなる」と期待して受けた歯石除去であればなおさらです。そのような不信感を抱かせないためにも、事前に「起こる可能性のあること」と「その対処法」を伝えておきましょう。事前に「こういうことが起こる」と知っていれば、「言われたとおりだった」と納得すると同時に、「言われたとおりに対処すれば大丈夫なんだ」と安心することができます。

以前、治療後にそれほど痛みは出ないだろうと想定していた患者さんにも念のため伝えておいたところ、「少し浮いた感じで違和感があったので、言われたとおり反対側で噛んでいたら2、3日で治りました」のように不信感を与えずにすんだことがありました。

伝えるタイミングは、歯石除去前と除去後の2回あります。除去前の説明ではフレーズ061や062のようにおもにどういうことが生じるのかを伝え、除去後の説明ではフレーズ063や064のようにおもに対処法を伝えます。

◎次回来院時の配慮が大切

上記のように事前に説明していたとしても、痛みや審美的な障害が生じてしまった場合は、患者さんは不安や不満など何らかの思いを抱いてしまうかもしれません。また、「すごく痛かったって言ったら悪いかな」のように感情を内に溜め込んでしまうこともあります。次に来院した際は、「前回歯石を取った後は、いかがでしたか？」とこちらから質問し、どんなことが生じたのか、どんなことを感じたのか、そして現在はどうなのかを聞いてみましょう。もし今も不都合が続くようであれば対処法を提案します。

▶ **会話イメージ** ◀

 今日は深いところまで器具を入れて歯石を取ったので、歯が浮いたような感じがするかもしれません。

 たしかにちょっとムズムズするわね。

 数日で収まりますので、無理に硬いものを噛まないようにして、そっとしておいてください。

 わかったわ。こっちで噛まないようにすればいいのね。

 もし痛みが続くようでしたら、ご連絡くださいね。

コラム　先輩からのアドバイス ②

高齢患者さんと会話するにあたって

川嶋紀子

●患者さんは人生の大先輩

　私の勤務している歯科医院は開院から30年以上経ち、以前から来院されていた患者さんの年齢層が高くなってきました。介護が必要な方、杖をついているけれど一人で来院できる方、耳が聞こえにくくなってきた方、むせやすくなってきた方、認知症かなという症状が出てきた方など、いろいろな方がいます。もちろん、いくつになっても元気で飛び回っている方もいます。そんな患者さんに対し、私は「今の状態はどうであっても、その方にはその方の歴史があり、人生の大先輩であることを忘れないように」ということを心がけて接するようにしています。

　この心構えは、リハビリテーション病院で働いている先輩歯科衛生士に教えていただきました。20年ほど前のことです。「介護をしていると子どもに話すような言葉で話してしまう人がいるけど、それは大変失礼なことだからやらないように」ということでした。たしかにそうだと私は深くこころに刻み、今でもこの言葉がいつも頭に浮かんできます。

●ただ大きな声を出せば良いといわけではない

　たとえば患者さんから「最近耳が聞こえにくいから、大きな声で話して」と言われることがあると思います。大きな声で話すときには、いくつかの注意点があります。

　まず、大きな声は口調が強くなりやすいので、乱暴に聞こえてしまうことがあります。大きな声で話すときこそ、丁寧な口調を心がけることが大切です。

　次に、大きな声を出すと声が高くなることがあります。高音は聞こえにくいので、やや低い声を意識するようにしましょう。

　また、ゆっくり話すことで聞き取りやすくなりますが、子どもに話しかけるような口調はNGです。

　このように、『ただ大きな声を出せばよい』というわけではありません。相手への敬意を持って会話することが大切です。

●親しき仲にも礼儀あり

　患者さんに親しみを持って来院していただくことは、メインテナンスを続ける上でも大事な要素です。患者さんの話しかたや雰囲気、ペースにあわせて、こちらも崩した表現で話をすることもあるでしょう。しかしそれはあくまでも『患者さんに合わせて失礼のない範囲で』であって、どの患者さんでもそれでよいというわけではないのです。

　親しみやすい雰囲気と、ため口や過度なリアクションは異なります。その場の状況や雰囲気を見て、使う言葉やリアクションを選ぶことが大事です。

　老若男女を問わず、『親しき仲にも礼儀あり』の心構えを持って患者さんに接するようにしましょう。

CHAPTER 3

生活習慣を確認する会話例

Scene 14　食習慣について確認する際の会話例
Scene 15　飴の習慣化リスクについて説明する会話例
Scene 16　飲みものについて確認する会話例
Scene 17　スポーツドリンクの習慣化リスクについて説明する会話例
Scene 18　寝る前の飲食習慣のリスクについて説明する会話例
Scene 19　小児の飲食回数を確認する会話例
Scene 20　中高生の飲食回数を確認する会話例
Scene 21　高齢者の飲食回数を確認する会話例

Scene 14

C P M

食習慣について確認する会話例

基本フレーズ

フレーズ No.

065 食べかたを工夫するだけで、むし歯になりにくくなります。

066 食事は1日何回ですか？

067 食後に何か食べますか？

068 食事以外に、何か食べたり飲んだりしますか？

069 寝る1〜2時間前に、何か食べたり飲んだりしますか？

070 飴やガムは食べますか？

▶ 会話イメージ ◀

 何か食べるたびに歯が溶けるので、食べる回数が多いとむし歯になりやすいんですよ。

え、そうなの？

 食事は1日何回ですか？

2回かな。昼と夜。朝は野菜ジュースだけなんですよ。

 野菜ジュースも回数に入るので、3回ですね。それ以外にも、何か食べたり飲んだりしますか？

◎ 食習慣はプライバシー

　う蝕予防にはフッ化物応用とともに飲食回数が重要なので、私たちは疑問を持たずに食習慣について質問してしまいます。しかし食習慣は患者さんにとってプライバシー情報です。う蝕は生活習慣病であることを伝え（フレーズ006、012など）、フレーズ065を用いて「だからあなたの食習慣について確認したい」と意図を明確にしてから、細かい質問に入りましょう。

◎ 基本フレーズをきっかけに細かく確認しよう

　その患者さんにあった説明や提案をするためには、患者さんの食習慣について正確に把握する必要があります。確認する内容の大枠はフレーズ066～070ですが、それぞれのフレーズをきっかけにさらに深く患者さんに聞いてみましょう。

　フレーズ066では「食事の回数」を聞いていますが、引き続き「何時に食事しますか？」と具体的な時間帯を聞きます。ここで確認した回数と時間帯は、フレーズ068や069から得られた情報と合わせることで、う蝕リスクを判断する重要な情報となります。

　フレーズ067では、「甘いもの」や「フルーツ」など具体的な答えが上がってくるでしょう。「砂糖入りのコーヒー」「ジュース」なども飲食回数に含まれるので、「飲みものはいかがですか？」と話を振ってみましょう。それらを確認したら、引き続き「食後どれくらいしてから食べますか？」と質問します。実はこの「どれくらいしてから」が重要で、フレーズ066の飲食回数と関係します。つまり、食後すぐであれば食事とあわせて食事回数1回とカウントし、時間があいているならば食事と別にカウントしなければならないからです。患者さんは飲食回数というと単純に食事と考え「2回」「3回」と回答することが多いので注意しましょう。

　フレーズ068は間食を確認しています。フレーズ067と同様に飲みものも含めて確認し、引き続き「何時くらいに何を食べますか？」と話を広げ、具体的に飲食回数を把握していきます。

　フレーズ069は、ここまで確認していく中で自ずと見えてくることもあります。単独で確認してもいいですし、フレーズ067と合わせて確認するのもいいでしょう。フレーズ069で得た情報は、就寝時のう蝕リスクの説明につなげます。

　フレーズ070は、フレーズ068などに合わせて確認してもよい情報ですが、患者さんは飴やガムを飲食と考えていないことが多いので、あえて単独で確認したほうがよいと思います。「それはシュガーレスですか？」「いつ食べていますか？」のように話を広げていきましょう。

　なお、細かく質問をしていると、患者さんから「野菜を中心に食べています」「塩分を抑えた食生活を実践しています」のように「食に対するこだわり」を聞くことがあります。そのようなときは、「健康に気をつけていらっしゃるのですね」などと受け止め、「むし歯予防に関しては、回数が大切なんですよ」と伝え、論点を絞るといいでしょう。

◎ 患者さんにも事情がある

　食習慣を確認することで患者さんのう蝕リスクが見えてくるでしょう。しかし、たとえう蝕リスクが高かったとしても、患者さんならではの事情がある場合もあります。たとえば美容師であれば、まとまった昼食時間が取りにくいため飲食回数が多くなりやすく、これはやむを得ないことです。また患者さんが糖尿病や胃の切除などを受けていた場合は、飲食回数が増えることもあります。患者さんの回答に対し単純に判断するのではなく、患者さんの背景を理解した上で、フッ化物の活用、シュガーレスガムを噛んで唾液を出す、プラークコントロールの強化、メインテナンス間隔の調整などの改善策を考えましょう。

Scene 15

CPM

飴の習慣化リスクについて説明する会話例

基本フレーズ

フレーズ No.

071 飴はどういうときになめますか？

072 飴は砂糖のかたまりなので、むし歯になりやすいです。

073 口にあるあいだ、ずっと歯は溶かされてしまいます。

▶ 会話イメージ ◀

　飴はどういうときになめますか？

電車に乗るときはなめるわね。ほら、咳でちゃうから。　

　どんな飴をなめていますか？

のど飴よ。はちみつの入っているやつ。はちみつは喉にいいっていうから。　

　はちみつ入りだと、飴が口にあるあいだ、ずっと歯が溶かされているんですよ。

でも電車の中で咳が出ると迷惑でしょ。　

　シュガーレスののど飴を一度試してみませんか？

◎のど飴は別物？

　フレーズ071～073は、フレーズ070（Scene 14参照）に続けて使ってもよいフレーズですが、これまでなかった脱灰が見つかったときなど患者さんの状況を確認したいときに単独で使えるフレーズでもあります。

　フレーズ071の質問はとても重要です。「仕事中」「運転中」「つねに」「のどが痛いときだけ」のように、なめているシチュエーションや目的を確認します。この質問により飴の習慣化が見えてきたら、う蝕リスクはかなり高いと判断できます。その場合は、引き続きフレーズ072、073を伝え、脱灰が生じる（た）原因の１つとして患者さんに情報提供します。

　「のど飴ならよいと思ってた。身体によいものだから」と考えている患者さんもいます。そのような患者さんには、「のど飴にも砂糖がたくさん入っているものがあります」と情報提供しましょう。また、「外出先で咳が出ないように」など、エチケットの一環としてのど飴をなめている人もいることから、「どうしてものど飴が欲しい」という患者さんにはシュガーレスのど飴を紹介するのもよいでしょう。

◎「飴が悪い」ではない

　以前、これらのフレーズを使いながら飴の習慣化について説明したところ、次のアポイント時に「飴をやめてソフトキャンディーに変えた」と患者さんから言われたことがありました。

　飴をキーワードに説明していくと、「飲食回数が悪い」のではなく「飴が悪い」のように間違って理解してしまう患者さんが少なからずいます。そういった患者さんには、飲食回数について根気よく伝えていきましょう。

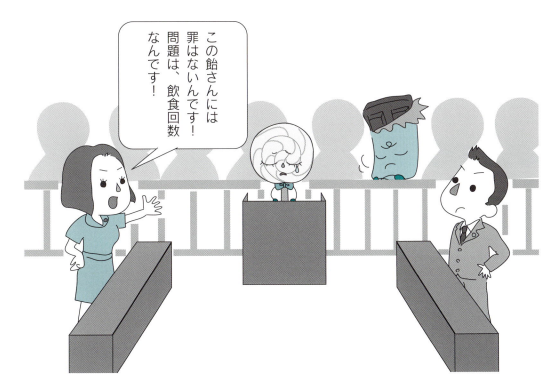

Scene 16 CPM 飲みものについて確認する会話例

タイミングを聞くフレーズ

フレーズNo.

074 日中は何か飲みますか？

075 食事のときは何か飲みますか？

076 お風呂あがりに何か飲みますか？

内容を聞くフレーズ

フレーズNo.

077 コーヒー・紅茶に、砂糖やミルクは入れますか？

078 野菜ジュースやスポーツドリンク、アルコールは飲みますか？

079 どんなお水を飲んでいますか？

小児患者に確認したいフレーズ

フレーズNo.

080 家の冷蔵庫にジュースある？

081 お家の人に聞かなくても飲める？

◎ 飲みものは飲食回数としてカウントする

【Scene 14】の飲みものバージョンです。飲みものについても細かく確認し、飲食回数に含まれることを患者さんに伝えましょう。

フレーズ 074 は、患者さんに合わせて場面設定しながら確認します。たとえば学生であれば「起床後―朝食中―通学中―授業中―昼食中―部活中―帰宅中―夕食前―夕食中―夕食後―寝る前」のように、細かく場面設定すると情報を引き出せます。なお、多くの飲みものがペットボトルで販売されていることから、だらだら、ちょこちょこ飲みになりがちです。飲み干しているのか、だらだら飲んでいるのかによってもう蝕リスクは大きく異なるため、飲みかたも確認しましょう。患者さんの回答に合わせ、「だらだら飲むよりも、飲み干したほうがむし歯予防には向いています」と伝えてみましょう。

フレーズ 075 は質問のきっかけとして使えます。たとえば食事中にジュースやコーラを飲んでいる人は、それ以外のタイミングでもジュースやコーラを選択する傾向があり、飲食回数が多くなりがちです。フレーズ 075 から聞き始め、フレーズ 074 で細かく質問するというのもよいでしょう。

フレーズ 076 は、牛乳、スポーツドリンク、ビールなど、「それがやめられないんだ」と楽しみにしている患者さんもいますので、頭ごなしに否定するのではなく、リスクを説明した上で、飲むか飲まないかの選択は患者さんにしてもらいましょう。

◎ 内容の確認はけっこう大事

フレーズ 077 を質問すると、「砂糖を減らせばいいのかな？」と患者さんから質問が返ってくることがあるかもしれません。「う蝕予防では減量は意味がない」ことを伝え、飲む回数を減らす、だらだら飲みをやめるなど、実行できそうな代替案を患者さんに考えてもらうきっかけにしましょう。

フレーズ 078 を質問すると、「身体のことを考えて野菜ジュースやスポーツドリンクを飲んでいる」と回答する患者さんがよくいます。健康のため、熱中症予防のためなど目的意識を持って選択していることから、やみくもに否定し改善を提案するとトラブルになることがあります。「野菜ジュースなどが悪いのではなく、飲みかたが大事です」と、しっかり伝えましょう。

フレーズ 079 は、「天然水(もしくはミネラルウォーター)を飲んでいる」という患者さんに、念のため確認したいフレーズです。最近、「オレンジ味」「アップル味」のようにフレーバーが添加された水(分類上は清涼飲料水)が各社から販売され、天然水やミネラルウォーターの1つとして誤認されています。こういった清涼飲料水を選んでいる患者さんには、糖分が含まれていることを伝えましょう。

◎ 小児を取り巻く環境も確認できる

フレーズ 080 と 081 は、小児の患者さんに使ってみましょう。たとえばフレーズ 075 で「ごはんのときはジュース飲んでる！」、フレーズ 080 で「冷蔵庫内にジュースあるよ！」、さらにフレーズ 081 で「勝手に飲んでる！」となったら、う蝕リスクはかなり高いと想像できます。保護者と話す機会があれば、う蝕リスクを下げる方法としてジュースの管理を提案してみる価値があります。

フレーズ 081 に対し「ママがいいって言ったら飲む」などと回答があった場合は、保護者の協力のもとう蝕予防が進められる可能性があるかもしれません。

なおフレーズ 080 と 081 は、アレンジして「おやつ」の確認にも使えます。

Scene 17

CPM

スポーツドリンクの習慣化リスクについて説明する会話例

基本フレーズ

フレーズ No.
082 スポーツドリンクには砂糖がたくさん入っているので、日常的に飲んでいるとむし歯になりやすいです。

応用フレーズ

フレーズ No.
083 部活や習いごとのとき以外は、お茶、お水にできるかな？

◎「スポーツ時にはスポーツドリンク」は常識？

「スポーツ時に飲むものはスポーツドリンク」と考えている人はとても多いです。実際、部活やサッカー、野球などの習いごとの現場では、熱中症予防のためにスポーツドリンク持参を推奨しているところもあります。また、熱中症対策、脱水対策として高齢者にスポーツドリンクを推奨していることもあります。

スポーツドリンクには糖分が多く含まれていることを知らない人も多いため、水分補給の大切さを理解した上で、
- 熱中症対策として水分補給が必要なときはスポーツドリンクを飲む
- スポーツドリンクが必要ないときは、水やお茶を選ぶ

などを説明しましょう。

フレーズ082に続けて、「手につくとベタベタするのは、砂糖がたくさん入っているから」と説明すると、納得する患者さんもいます。

◎選択は本人（と保護者）にまかせる

小児〜中高生など、う蝕になりやすい世代がスポーツドリンクを常飲していると、こちら側としてはなんとかしたいと思うのが常です。しかし、飲む飲まないの選択権は本人もしくは保護者にあります。ゆえに現実的にはスポーツドリンクとの上手なつきあいかたを提案することが多くなります。

スポーツドリンクを飲む必要のある環境下にいる患者さんに対しては、フレーズ083のように「必要でないときはお茶やお水にして、メリハリをつけるのはどうでしょう」と伝え、飲みかたに関心を持ってもらうようにしましょう。

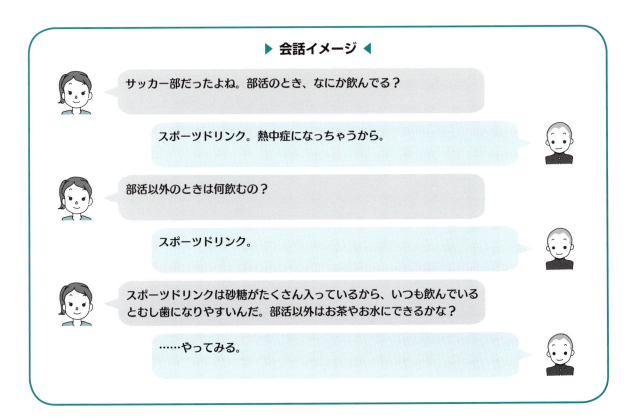

▶ 会話イメージ ◀

- サッカー部だったよね。部活のとき、なにか飲んでる？
- スポーツドリンク。熱中症になっちゃうから。
- 部活以外のときは何飲むの？
- スポーツドリンク。
- スポーツドリンクは砂糖がたくさん入っているから、いつも飲んでいるとむし歯になりやすいんだ。部活以外はお茶やお水にできるかな？
- ……やってみる。

Scene 18 CPM 寝る前の飲食習慣のリスクについて説明する会話例

基本フレーズ

フレーズ No.

084 寝る前に、食べたり飲んだりしますか？

085 飲食後、口の中が安全な環境になるまで1時間くらいかかります。

086 寝ているあいだは唾液の量が減るので、食べてすぐ寝ると溶けた状態が長く続き、むし歯になりやすいです。

▶ 会話イメージ ◀

寝る前に、食べたり飲んだりされますか？

いやぁ〜。仕事で帰るのが遅いので、毎日寝る前に食べてますよ。

そうですか、それは大変ですね。ただ、食べてすぐに寝ると、寝ているあいだは唾液の量が減るので、歯が溶けた状態が長く続き、むし歯になりやすいです。

そうはいっても、帰宅が遅いのはしかたがないですよね。

えぇ、まぁ。

フッ素入り歯磨き剤を使ったり、食べたり飲んだりする回数を工夫したり、糖の入っていない飲みものにするなど、他のリスクを下げられるといいですね。何かできそうですか？

そうだよなぁ。お茶にしようかな。

◎ リスクが高くなる理由を伝える

　就寝中は唾液の分泌量が減ることから、脱灰が生じるリスクが高い時間帯です。フレーズ084〜086は、フレーズ069（Scene 14参照）に引き続き使えるものですが、メインテナンス時にう蝕が再発した患者さんのリスクを改めて確認する際にも使えるフレーズです。

　なお、唾液緩衝能によりプラーク中のpHが酸性の状態から中和されるのに30〜40分必要ですが、唾液の量や緩衝能によってこの時間は大きく影響されることから、フレーズ085では「安全な環境になるまで1時間くらいかかる」と表現しています。

◎ 就寝前の飲食は、けっこうある

　患者さんの中には、夜遅くに帰宅するためにやむを得ず食事時間が就寝直前になる人がいます。また、「ぐっすり寝る前にホットミルクを飲む」「就寝中も汗をかくのでスポーツドリンクを飲んでから寝る」のように、目的を持って意図的に就寝直前に飲食している人もいます。このように、就寝前の飲食については患者さんなりの事情が見え隠れすることが多いです。

　フレーズ084の回答として何か事情が見えてきた場合は、それが改善できるのであれば改善してもらい、困難であるならば、そのリスクを補う他の方法を提案しましょう。

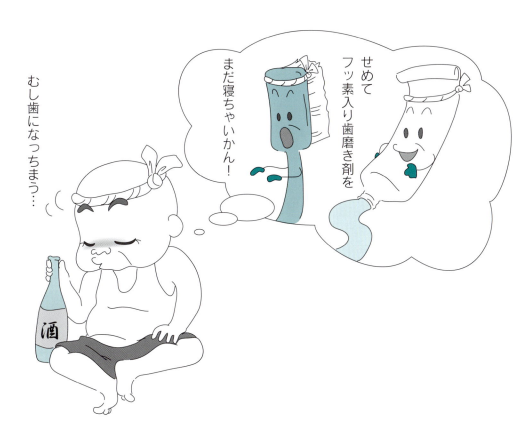

Scene 19
CPM
小児の飲食回数を確認する会話例

基本フレーズ

フレーズ No.

087 おやつは毎日食べる？

088 ご飯以外で、おやつとか何回くらい食べる？

089 それはいつ食べてるの？

090 のどが渇いたとき何を飲む？

応用フレーズ

フレーズ No.

091 お風呂の後に飲んだり食べたりするものある？

092 学校から帰ってきたら、晩ご飯の前に何か食べるものある？

◎子ども本人への確認が第一

　小児の飲食回数を確認する際は、基本的に本人への確認を第一とします。

　フレーズ087〜092で質問する際は、生活習慣の確認とからめながら飲食回数を把握します。たとえばフレーズ088、089に続いて「塾とか習いごとのときはどう？」と質問してみましょう。「月曜日と水曜日は塾だから、塾のときは帰りにコンビニでお菓子買って食べる」のように、一週間どんなリズムで生活しているのか、どんな食習慣をしているのか、いろいろ見えてくると思います。

　また、フレーズ090に続いて「冷蔵庫の中に入ってるの？」「いつでも飲めるの？」と質問してみましょう。「うん。冷蔵庫にジュースとか、あとスポーツドリンクとか入っているから、喉が渇いたときに飲んでるよ」のように、お菓子や飲みものがその家庭内でどのように管理されているかも見えてきます。

　なお小児患者本人に確認するときは、言葉のキャッチボールを楽しみながら行うことが大事です。「それおいしいよね」「毎日忙しいね」「お腹空いちゃうと食べちゃうよね」など合いの手を入れて、小児患者さんが話しやすい雰囲気を作るようにしましょう。

◎子どもと約束する

　いろいろ情報を引き出したら、小児患者本人にう蝕について説明し、食べかた・食べるタイミングについて提案します。ただ知らないだけのこともあるので、どうしてむし歯になるのかわかりやすく教え、「むし歯にならないようにするにはどうしたらいいかな？」と質問してみると、自分でちゃんと考える子もいます。

　お菓子やジュースをすべて否定するのではなく、「食べてもいい時間帯」や「お母さんに確認してから食べる」など本人と約束するといいでしょう。

◎情報が食い違うのはしょうがないこと

　小児患者本人から話を聞いたら、その情報について保護者に確認します。ポイントは同じ質問をすることです。質問の結果、本人と保護者の回答に食い違いが生じることもあるでしょう。たとえば上述のように「冷蔵庫の中にはジュースなどありますか？」や「ジュースはいつでも飲める状態でしょうか？」と質問すると、「ちゃんと管理しています」のように真逆の回答が出てくることもしばしばです。しかし、だからといって「○○ちゃんはこう言っていました」のように問い詰めてはいけません。誰にでも「いけないことだとわかっている」「そういうことは隠したい」という心理が働くものです。「しっかり管理されているのですね」と返すことで、理解する保護者もいます。

◎食習慣を変えるのは難しい

　小児患者本人と約束をした場合は、何を約束したのか正確に保護者に伝え、協力体制のもと、う蝕予防を実践してもらいます。そのため、う蝕の病因論や飲食回数のリスクについて保護者も正しく理解する必要があります。しかし、飲食回数や飲みものの変更などの話を保護者にしても、「ジュースが好きで、お茶だとあまり飲まないので」や「これからはもっとよく磨くようにすれば大丈夫でしょうか」のように論点がずれることがあります。「冷蔵庫にジュースを置かない」「お菓子を食べる時間をまとめる」など言葉にすることは簡単ですが、実際に生活の中でそれを実行するとなると、一筋縄ではいかないものです。

　小児患者を取り巻く環境の中で、保護者が実践可能と納得できるような工夫を提案するようにしましょう。

Scene 20

CPM

中高生の飲食回数を確認する会話例

基本フレーズ

フレーズNo.

093 部活のときは何を持って行って飲んでるの？

094 塾に行く日はご飯とかどうしてるの？

095 自分で買って食べることはある？

096 前はよく「グミを食べる」って言ってたけど、最近はどう？

097 学校で今どんなお菓子が流行ってるの？

▶ 会話イメージ ◀

 塾行っているんだ。ご飯、どうしているの？

コンビニで唐揚げ。帰ってから夕飯。

 授業中に飴とかなめないの？

なめない。歯が溶けるから。

 あ、よく覚えてるね。むし歯にならないように気をつけているんだね。

うん。

◎ストレートに質問しよう&伝えよう

　中高生になると、保護者の管理から離れることから生活習慣が大きく変化します。また、特に思春期を迎えた男子では以前のように会話が弾まなくなることもあります。会話を盛り上げるというよりも、積極的に質問して情報収集に努めましょう。「部活は何に入ったの？」「習いごとは続けてるの？」「やっぱり塾は忙しい？」のように、生活習慣の変化の把握からスタートし、飲食回数の確認に入ります。

　これまでメインテナンスに通っていたり、高校生にもなると知識も増えてくることから、フレーズ093〜097などを質問すると、正直に回答せず「いや、特に」「あまり食べてないです」のようなあいまいな回答をすることがあります。たとえ口腔内の状態から間食が増加していることが想像できたとしても追求することはせず、「お口の中を見てみたら、今までよりも歯垢がベタベタしていたから、間食が増えたのかなと思ったけど、大丈夫ならよかった。間食が増えると、歯垢が増えたりベタつきやすくなったりするから、これからも気をつけてね」のように客観的かつ具体的な事実を織り交ぜたアドバイスをしましょう。

◎思春期ならではの情報提供で予防意識を刺激する

　思春期は異性を意識し始める時期でもあり、口臭や容姿にも敏感になります。上述のように「いや、特に」といった返事をしていたとしても、間食をやめていたり、プラークコントロールに熱心になっていたりする子もいます。そのようなときも、「きれいに磨けているね」のように口腔内の状態がよいことを伝えましょう。なお、変化した理由も情報として把握したいですが、本人が積極的に話したくないようであれば、あまり聞きすぎないようにしましょう。

　飲食回数が改善せず口腔内に多量のプラークが確認できる場合は、異性を意識したフレーズで刺激することも効果的です。たとえば「お口の中をきれいにしておかないと彼女に嫌われちゃうよ〜」のような表現は、中高生に響くフレーズです。

　中高生は部活や塾通いなどでメインテナンス来院が途絶えがちになるだけに、口腔内が健康・健全な状態であることの価値を、そしてそれを保っていくことの意義を、本人が自覚することが大切です。

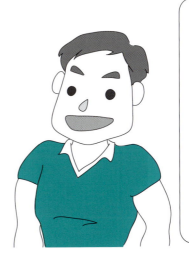
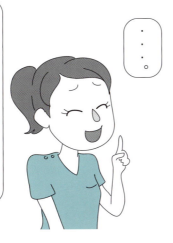

Scene 21

CPM

高齢者の飲食回数を確認する会話例

基本フレーズ

フレーズNo.

098 食事のとき以外で、いつどんなものを食べますか（飲みますか）？

099 よく飲むものは何が多いですか？

100 冬場、喉がいがらっぽくなったりしたとき、のど飴などなめますか？

▶ 会話イメージ ◀

〇〇さん、また歯の根っこのむし歯が心配なんですが、食事以外で何か食べたり飲んだりしますか？

別に間食はあまりしないわねぇ〜。

そうですか。飴はどうですか？

テレビで黒糖がいいって言ってたから、黒糖の飴はなめてるわ。ミネラルたっぷりなんですって。

あぁ、それが原因かもしれないですね。1日何回くらいなめますか？

◎う蝕予防の基本は変わらないが……

う蝕予防の基本は、どのライフステージであっても違いはありません。しかし、唾液分泌量を低下させる薬を服用していたり、かつての歯周治療により根面が露出していることがあるなど高齢者はう蝕リスクが高いことが多いので、特に飲食回数は重要といえます。高齢者の置かれている背景を理解しながら、う蝕予防と日々の生活のバランスを考えた飲食回数について伝えていきましょう。

なお、高齢患者さんは人生の大先輩です。う蝕予防にいけないことだとわかっていても、いまさら生活習慣を変えようとは思わない人もいます。そのような場合も非難することなく、患者さんの気持ちを受け入れ、できないことを補うような方法を一緒に考えるようにしましょう。

◎高齢者を取り巻く甘いものたち

高齢患者さんから、「甘いものは好きだけど、少ししか食べないから」といった声を聞いたことはありませんか？　高齢患者さんの多くが、甘いもの＝むし歯と考え、「量をたくさん食べなければ大丈夫」と思っているようです。う蝕予防においては量よりも回数が大事であることを理解してもらう必要があります。

以前、「甘いものは食べないからむし歯にならないでしょ」と高齢患者さんから言われたことがありました。この患者さんは歯周治療の経験があり、根面が露出していたことから、「実は甘いものだけがむし歯の原因ではないんですよ。○○さんのように、歯周病を克服された患者さんの場合は、今まではむし歯がなくても歯の根からむし歯になることがあるんです。そして、それは甘いもの以外の食生活や、唾液の量にも関係があるんです」と伝えたところ興味を持ってくれました。

しかし、現実はなかなか厳しいものです。フレーズ098で飲食回数を確認すると、「お友達とお茶を飲みながら食べている」や「歳をとったら1回にたくさん食べられなくなったので、少しずつ食べるようにしている」のようにいろいろな事情が見えてきます。後者の場合は何らかの疾患によることもあるので、飲食回数の提案は患者さんの事情をよく確認してから行う必要があるでしょう。

◎高齢者ならではの提案を考えよう

フレーズ099や100は、う蝕予防においてはスタンダードな質問です。しかしこの回答に対する提案は、小児や成人よりも難しいときがあります。

たとえば高齢者は、黒糖や黒酢を頻回摂取していることがあります。また、脱水症予防や唾液減少による喉の不快感を解消するために、スポーツドリンクや飴を頻回摂取していることもあります。これらの食習慣はう蝕発症に繋がるリスクになりますが、患者さんはそのことを意識していない場合もあります。どちらもう蝕予防の観点からすると改善したいことですが、健康観や健康維持に近接していることであり、やみくもな提案は患者さんとの信頼関係を崩すことにもなりかねません。「黒酢は食事のときに一緒に飲まれるのはいかがでしょうか」や、「たくさん歩いたりして汗をかいたときはスポーツドリンクを、それ以外はお茶ではいかがでしょうか」のように、具体的なシチュエーションを示しながら提案してみましょう。

コラム　先輩からのアドバイス ③

私のコミュニケーション習得法

長山和枝

●歯科衛生士って、コミュニケーションが必要だったのね (T_T)

今でこそ抵抗なく患者さんと会話できるようになりましたが、歯科衛生士になりたて、臨床に出たてのころは、緊張の連続でした。そもそも、口腔内の現状説明や予防法の提案、生活習慣の聞き取りやそれに関連する日常会話など、歯科衛生士の仕事がここまでコミュニケーションを必要とするとは正直思っていなかったのです。技術を磨くこと、知識を習得することが課題と思っていた私は、コミュニケーションについては「治療の説明など、決められたことを話したり質問すればよいのかな」といった程度の、浅はかな認識でした。

●コミュニケーションのお手本は、至るところにあり！

さて、臨床に出てすぐコミュニケーションの壁にぶつかった私は、セミナーや書籍だけでなく、コミュニケーションを必要とする他の業種からも学ぼうと思いつきました。

たとえば洋服を買うとき、それまではあまり店員さんとは話さずに買い物を済ませていましたが、あえて店員さんと会話してみて、

- 「またこのお店で買い物したい」と思ったのは、何がよかったからだろうか？
- 「もうここでは買い物したくない」と思ったのは、何が嫌だったからだろうか？

を、できるだけ自分の中で具体的に整理して、よかったことを真似できるようにしました。また、具体的にこれらを整理することで、自分がどのようなコミュニケーションを好むのかを把握することもできました。

会話をすることが難しいスーパーやレストランでも、いろいろな発見がありました。「感じがよい店員さんは何が違うのか」を探るのです。

- どんな身なり？
- どんな表情？
- どんな仕草？

このようなことを考えながら買物をすることで、店員さんによってだいぶ違いがあることに気がつきました。

●私が感じたことは、患者さんも感じている

特に勉強になったのは、デパートの化粧品売り場と美容院です。両者ともに、肌の状態、髪の状態に合わせて、また自分のなりたい状態に合わせて、普段のケアや商品を提案してくださいます。とても興味深いのは、同じ提案でも、押し売りされて嫌だなと感じることもあれば、気持ちよく受け入れられてリピートすることもあるということです。私たちも患者さんに提案することが多いことから、その違いはとても参考になりました。

また、店員さんとの距離感や肌や髪の触られかたから、「なんだか雑だな」と感じたりとても気持ちよく「丁寧だな」と感じたりしますが、その経験から「患者さんも同じように、施術中にたくさんのことを感じたり考えたりする」ということを意識するようになりました。

会話の大切さも再認識しました。たとえば「自分がどうなりたいのか」は考えるだけではなく言葉にしたほうがよく（言葉にすることで、自分自身でもそれをはっきり認識することができる）、だからこそ自分の言葉で表現することの大切さを実感しました。そして何よりも、「人はそれぞれ違い、どうなりたいか・何を思っているかは、コミュニケーションをとってみないとわかり得ない」ことを学びました。

ここで紹介した方法は、誰でも気軽に実践できることだと思います。仕事帰りや休日に、ぜひアンテナを張ってみてください。

CHAPTER 4

リスクのある患者さんとの会話例

Scene 22　う蝕のできた子どもの保護者に伝える会話例
Scene 23　う蝕ができた患者さんと予防方法を考える会話例
Scene 24　初期う蝕の進行停止を目指す会話例
Scene 25　治療をくり返すリスクを伝える会話例
Scene 26　無髄歯のリスクを伝える会話例
Scene 27　根面が露出している患者さんとの会話例
Scene 28　唾液の少ない患者さんに自覚症状を確認する会話例
Scene 29　唾液が少なくなってきた患者さんとの会話例
Scene 30　喫煙の影響を伝える会話例
Scene 31　女性ホルモンの影響について説明する会話例
Scene 32　家族の歯周病罹患状況について質問する会話例
Scene 33　全身疾患の影響を説明する会話例
Scene 34　全身疾患の有無や服薬状況を確認する会話例
Scene 35　メインテナンス時に全身疾患や服用薬の変化を確認する会話例
Scene 36　メインテナンス中にう蝕の発症を確認したときの会話例
Scene 37　メインテナンス中にポケットの再発を確認したときの会話例

Scene 22

CPM

う蝕のできた子どもの保護者に伝える会話例

基本フレーズ

フレーズNo.

101 今回むし歯ができた原因に、何か心当たりはありますか？

102 乳歯は永久歯に生え変わりますが、今と同じ環境のままだと、永久歯もむし歯になってしまいます。

103 乳歯はむし歯になってしまいましたが、永久歯はむし歯を作らないようにしましょう。

104 ○○くん（○○ちゃん）が大人になったときに、健康なお口をプレゼントしてあげませんか？

▶ 会話イメージ ◀

　今回むし歯ができた原因に、何か心当たりはありますか？

この子、勝手にお菓子出して食べちゃうんですよ。　

　今と同じ環境のままだと、これから生えてくる永久歯もむし歯になってしまいますよ。お子さんの習慣を変えることはできますか？

よく言って聞かせているんですけどね。　

　○○くんが大人になったとき、むし歯のない健康なお口をプレゼントしてあげませんか？

◎保護者の関心の程度を見てみよう

子どもの歯にう蝕ができた——これを保護者（親）がどう考えるかで、保護者への伝えかたは異なります。「1本むし歯ができちゃったみたいなんです！」のように保護者が申告してくる場合は子どもの口腔に対し関心が高いことが多く、「乳歯は抜けるから大丈夫でしょ」といった反応を示す場合は関心が低いことが多いです。

小児のう蝕予防には親の協力が必須ですが、だからといって保護者を責めるような言いかたは避け、「永久歯を守ること」に向けて応援することを軸に会話を進めるようにしましょう。

◎う蝕の病因論につなげる

上述したようにみずから申告してくる保護者の場合は、守りきれなかったという負い目を感じていることが多く、その思いを受け止めながら、フレーズ101 をきっかけに原因を考えてもらいましょう。たとえば祖父母と同居しているような家庭環境では、いくら親が気をつけていたとしても、祖父母が飲食物を与えてしまう場合もあります。「祖父母に対してやめてとは言えない」など親が悩んでいることもあるので、「次回はおじいちゃん（おばあちゃん）に連れてきてもらうのはどうでしょう。そのときに私からお話をしてみます」のように助け舟を出すのも1つの方法です。

フレーズ102 を伝えた後は、【Scene 2】のフレーズを用いながら
- う蝕は予防できる病気であること
- う蝕になることは当たり前のことではないこと

を伝えます。小児のう蝕予防には保護者の協力が欠かせないことを理解してもらうことを目指しましょう。

◎「プレゼント」はピンと来る表現

フレーズ103 と 104 は、関心度の高低に限らず、〆の言葉として伝えたいフレーズです。フレーズ103 で目標を保護者と共有し、「そのためには、食べかたと、フッ素と、仕上げ磨き」のように大事なポイントを再確認して会話を終えるのもいいでしょう。またフレーズ104 を伝えると、「なるほど！」と納得する保護者がたくさんいます。このフレーズは、歯科医院とのつきあいかたや目的をわかりやすく表現したものなので、「メインテナンスに来院する意義を伝えるフレーズ」としても有用です。

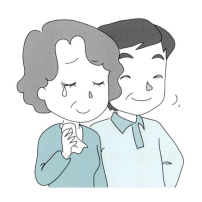
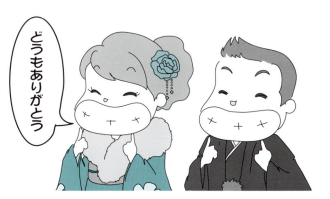

Scene 23
CPM う蝕ができた患者さんと予防方法を考える会話例

原因を考えるフレーズ

フレーズNo.

105 今回むし歯ができた原因は何だと思いますか？

106 生活習慣で何か思い当たることはありますか？

今後の発症予防を考えるフレーズ

フレーズNo.

107 今回むし歯ができたからといって、今後も必ずむし歯になるわけではありません。

108 むし歯になった原因を改善できれば、むし歯は予防できます。

応用フレーズ

フレーズNo.

109 10年後、20年後、どのような口の中になっていたいですか？

◎ 原因と予防方法を連動させて考える

　生活習慣が改善できなかったり、メインテナンス来院が不定期であったりすると、来院時に新たなう蝕が発症している場合があります。そのようなときは、なぜう蝕が発症したのか患者さんに原因を考えてもらい、それを踏まえて今後の予防方法を患者さんに考えてもらうことが大切です。特に、初めてう蝕ができた場合は1本でも大問題なので、原因究明には時間をかけましょう。

　まずフレーズ105のように、オープンクエスチョンで原因を患者さんに考えてもらうことから始めます。以前にう蝕の病因論を伝えたことのある患者さんであればそれを思い出すことで原因にたどり着くこともありますが、フレーズ106のように生活習慣や食習慣、フッ化物の使用状況などヒントを出しながら会話を進めることで、原因に近づくこともできます。患者さん本人が原因に気がつくことが重要なので、ストレートに核心を聞くのではなく、たとえば「飲みものはどうですか？」→「その飲みものに何か入れていますか？」→「どんなタイミングで飲んでいますか」のように、少しずつ焦点を絞っていくと、問題点が整理され、患者さんも原因をはっきりと認識することができるでしょう。

　原因がわかったら、今後の発症予防のためにどう改善するか、フレーズ107、108を伝えて患者さんに考えてもらいます。

◎ 関心の低い患者さんには

　むし歯ができても構わない——たまにそのような反応を示す患者さんに出会うことがあります。そのような患者さんには、フレーズ109のように具体的に将来のイメージを思い描いてもらうと、考えを改めるきっかけになることがあります。「歯は削ってしまうと元には戻らず、人工物に置き換わるだけ。自分の歯はその分小さくなる」（フレーズ015／Scene 2参照）といった情報と組み合わせて伝えましょう。

　とはいえ一朝一夕では考えかたや行動を変えることはできないことも多く、またそれを強要することで来院が途絶えると、より一層歯を喪失するリスクが高まることから、無理強いするのは禁物です。

▶ 会話イメージ ◀

 今回むし歯ができた原因は何だと思いますか？

 甘いものが好きだから……。

 甘いものも食べかた次第でむし歯にならずにすみますよ。1日何回くらい食べますか？

 何回か食べます。でもクッキー1枚とか、ほんのちょっとなんですけどね。

 ちょこちょこ食べることが多いのですね。それが原因かもしれません。原因を改善できれば、むし歯は予防できますよ。

Scene 24
CPM 初期う蝕の進行停止を目指す会話例

基本フレーズ

フレーズ No.

110 今のむし歯の状態であれば、削らずに進行を止めることができます。

111 むし歯の進行を止めるのも進行させるのも、○○さんの行動にかかっています。

112 このまま原因が改善しなければ、たとえ治療をしたとしても、再びむし歯になる可能性が高いです。

▶ 会話イメージ ◀

ごく初期のむし歯なので、削らずに進行を止めることができますよ。

そうなの？ 早く詰めたほうがいいんじゃないの？

削って詰めてしまうと、詰めものの隙間から次のむし歯になる危険性が高くなります。

削っていない歯のほうが寿命は長いんですよ。

へぇ〜。初めて聞いた。

これ以上進行しないようにするには、むし歯になった原因を改善することが大切ですよ。

初期う蝕を進行停止できるのは患者さんだけ

　初期う蝕の進行は、飲食回数の適正化、フッ化物の使用、適切なブラッシングで止めることができます。この3つは、歯科医院側ではアドバイスはできても実践することは不可能であり、初期う蝕の進行停止は患者さん自身が行うものであることを、患者さん自身に理解してもらうことが重要です。

　患者さんに初期う蝕の部位を確認してもらいながらフレーズ110を伝えると、驚く患者さんもいれば、最近のCMや健康情報番組から「知っている」と興味を持つ患者さんもいます。両者ともに病因論（Scene 2 参照）を絡めながら脱灰と再石灰化のメカニズムについて説明し、フレーズ111を〆の言葉として伝え、「歯科医院で治療してもらうのではなく、自分で停止させる」ことを認識してもらいましょう。そして「初期う蝕が生じてしまった原因はどこにあるのか」をフレーズ105や106（Scene 23 参照）を用いて患者さんに考えてもらい、進行停止に向けた具体的な改善方法を検討することが大事です。

「いま詰めちゃってよ」という発言には

　「進行停止できる」と伝えたとしても、残念ながら「どうせいずれ詰めることになるから、いま詰めちゃってよ」と治療を希望する患者さんもいます。そのような患者さんには、「リスクコントロールされていない状態で詰めたとしても、やがて再治療になり、治療をくり返すようになる」「治療をくり返すと、やがて抜歯になる」ことを伝え、「進行させないことがとても重要」ということを理解してもらいたいところです。フレーズ112は、治療だけでは解決しなことを伝えるきっかけのフレーズとして有用です。

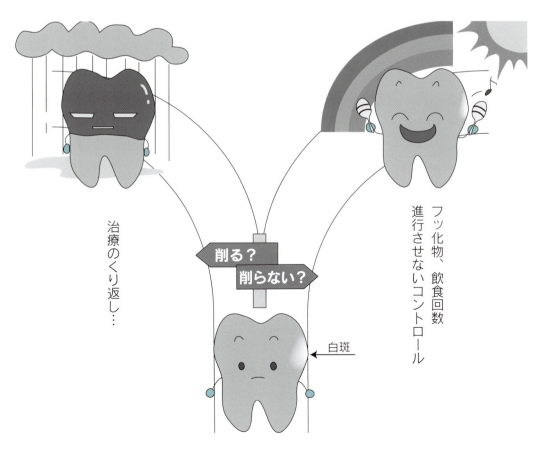

Scene 25

CPM 治療をくり返すリスクを伝える会話例

基本フレーズ

フレーズ No.

113 歯は削ると、元には戻せません。

114 治療をくり返すことで、自分の歯をどんどん失ってしまいます。

115 神経を取った歯は、最後には抜かないといけなくなる場合もあります。

116 いくら治療をしても、今後むし歯にならないわけではありません。

117 一度治療した歯ほど、被せものや詰めものの境目からむし歯になりやすいです。

▶ 会話イメージ ◀

被せてもらったから、もうむし歯は大丈夫だね。

いくら治療しても、今後むし歯にならないってわけではないんですよ。

え、そうなの？

一度治療した歯ほど、むし歯になりやすいんです。

治療が終われば安心だと思ってた。で、どうすればいいの？

◎ 患者さんは、治療すれば大丈夫と思っている

フレーズ113〜117は、カリエスフリーの患者さん、過去にう蝕経験はあるものの現在う蝕のない患者さん、そして治療が終ったばかりの患者さんなど、対象を選ばずに伝えたいフレーズです。残念ながら、歯科治療を安易に考えている患者さんはまだまだたくさんいます。「痛くなったら通えばいい」「治療すればむし歯は治った」——このような認識は誤りであることを伝えましょう。

これらのフレーズは、媒体を使いながら説明することをおすすめします。下図のような「治療した歯の一生」を見せながら説明すると、多くの患者さんが「初めて聞いた」と驚きます。治療したから安心ではなく、う蝕になりやすい環境を改善しながら予防していくことの大切さを患者さんに伝えましょう。

◎ 目標としてこのフレーズを使う

患者さんによっては、これらのフレーズは「脅し」のように響いてしまうおそれがあります。このフレーズに続けて、フッ化物応用、飲食回数のコントロール、プラークコントロールの三本柱とメインテナンスでリスクを下げることができることを伝え、患者さんの予防行動の目標につなげたいところです。

たとえばカリエスフリーの患者さんであれば、これらのフレーズと「カリエスフリーであることのすばらしさ」を伝えることで、「だからこれからもがんばってむし歯予防していこう！」という明瞭な目標が設定できます。う蝕経験のある患者さんであれば、自分のリスク部位を正しく認識するきっかけになり、「これ以上新しいむし歯をつくらない」という目標が設定できます。

患者さんの目標が明確になり、それを共有すれば、メインテナンス時に交わす会話もより充実してきます。きっと患者さんから、「やってきたこと」「がんばっていること」「アドバイスして欲しいこと」などがたくさん出てくるようになるでしょう。

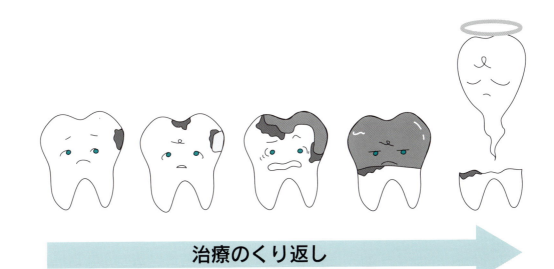

● 治療した歯の一生。

Scene 26
CPM
無随歯のリスクを伝える会話例

基本フレーズ

フレーズ No. 118
神経のない歯は、むし歯になっても痛みを感じないので、気がつかないうちに大きなむし歯ができてしまうことがあります。

フレーズ No. 119
神経のない歯は、もろく割れやすいです。

フレーズ No. 120
歯の根が割れると、歯を抜かなくてはいけない場合が多いです。

応用フレーズ

フレーズ No. 121
生きている木は曲げてもしなりますが、枯れ木はポキッと折れやすいですよね。神経のない歯もそれと同じように割れやすいんですよ。

◎患者さんに不信感を与えないためにも必要な情報

フレーズ118〜121は、すでに無髄歯のある患者さんや、治療をくり返している患者さんに伝えたいフレーズです。

【Scene 25】と連動して患者さんに伝え、原因を改善し、治療をくり返さないようにすることが重要であることを知ってもらいましょう。

どんなにメインテナンスを続けていたとしても、無髄歯は破折するリスクが高いことから、やがて抜歯になる可能性があります。この事実を患者さんに伝えておかないと、「メインテナンスに通っていれば大丈夫だと思っていた」「話が違う！」のように患者さんが不信感を抱いてしまうこともあります。

歯科医院のリスクマネジメントの1つとしても、フレーズ118〜120は伝えておきたいフレーズです。

◎『たとえ話』も有効

神経がなくなると歯が割れやすくなる——私たちには常識でも、患者さんにはピンとこないことかもしれません。患者さんには、歯科学的なデータを示しながら説明するよりも、フレーズ121のようにたとえ話を使うほうが記憶に残るようです。

「しなる木、折れる木」のたとえ話は、小児を除くどの世代の患者さんでも理解しやすいので、ぜひ活用してみましょう。

▶ **会話イメージ** ◀

さっき、先生が「神経を取らずに治療できてよかった」って言ってたけど、神経を取っちゃったほうが痛くならなくていいんじゃないの？

神経のない歯はもろく割れやすくて、歯の根が割れてしまうと歯を抜かなきゃいけない場合が多いんです。今の状態だともったいないですよ。

え、そうなの？

枯れ木って折れやすいじゃないですか。歯も神経を取ると、同じように割れやすいんですよ。

なるほどね。やっぱり取らなくてよかったんだね。

Scene 27

CPM 根面が露出している患者さんとの会話例

基本フレーズ

フレーズNo. 122 歯の根の部分は、頭の部分よりも軟らかいので、むし歯になりやすいです。

フレーズNo. 123 歯の根が大きなむし歯になってしまうと、頭の部分を支えられず、歯が折れてしまうことがあります。

応用フレーズ

フレーズNo. 124 1日3回の食事の他に、飴やガムを食べたり、何か間食することはありますか？

フレーズNo. 125 飲みものは何をよく飲みますか？

フレーズNo. 126 フッ素入り歯磨き剤は使っていますか？

◎ 根面はエナメル質よりもう蝕になりやすい

　根面は、臨界pHがエナメル質よりも高いためう蝕になりやすい——この事実は歯科衛生士にとっては常識でも、患者さんにとっては初めて聞くことかもしれません。この情報は、歯周基本治療中の患者さん、ブラッシング圧が強い患者さん、高齢患者さんなど、今後根面が露出する可能性のある患者さんに対して前もって伝えておくとよいでしょう。そして、「根面が露出していても、プラークコントロールと飲食回数が良好であれば、必ずしも根面う蝕にはならない」ことを伝え、歯頸部のブラッシング方法の確認につなげます。

　なお、高齢患者さんでは唾液が減少することにより根面う蝕のリスクが高まります。メインテナンス中に唾液減少を疑った場合は、【Scene 28、29】にならい自覚症状の有無を確認しましょう。

◎ 飲食回数の確認は念入りに

　根面う蝕を引き起こす原因になりそうなことは、早期に突き止めておきたいものです。フレーズ124～126はう蝕予防における定番フレーズですが、根面が露出した患者さんには特に念入りに確認しましょう。
　フレーズ124では、飲食内容と回数の確認はもとより、食べかた、食べるタイミング、シュガーレスの提案などにつなげます。フレーズ125の回答としてコーヒーや紅茶があげられた場合は、砂糖やミルクの有無も確認し、飲みかたや飲むタイミングについて提案します。フレーズ126に対して「使っていない」と回答があった場合は、【Scene 47、48】を参考に、使用しない理由の確認とフッ化物応用の意義を伝えてみましょう。一方、「使用している」と回答があった場合は、予防効果を高めるフッ化物の使いかたに話をつなげてみましょう。

▶ 会話イメージ ◀

○○さん、歯ぐきがだいぶ引き締まってきましたね。

わたしも、腫れがだいぶ引いたなぁって思ってるんですよ。でも、歯の根っこも見えてきましたね。

そうですね。歯ぐきが引き締まった分、歯の根が今までよりも出ています。歯の根はむし歯になりやすいのでブラッシングに注意しましょうね。

わかりました。気をつけます。

Scene 28 CPM
唾液の少ない患者さんに自覚症状を確認する会話例

基本フレーズ

フレーズNo. 127
普段、お話をしているときに歯に唇が貼りつくような感じや、お口が渇いたなと感じることはありませんか？

フレーズNo. 128
飲み込みづらいことはありませんか？

▶ 会話イメージ ◀

お口が渇いたなと感じることはありませんか？

そうなのよ。けっこう渇いちゃって。

何かお薬を飲まれていますか？

いっぱいあるわよ。薬を飲むだけでお腹いっぱいになるくらい。

そうですか。薬の種類によっては唾液を減らす作用のあるものがあるので、確認したいのですが、今日はお薬手帳お持ちですか？

あらそうなの？　今日持ってるわよ。

◎この症状が見られたら唾液分泌量が減少している可能性あり

検査時や診察時に、
- 口腔内に入れたミラーが頬粘膜に貼りつく
- 口腔前庭に食物残渣が残っている

などが見られた場合は、唾液分泌量が減少している可能性があります。

唾液分泌量が減少する原因として加齢やシェーグレン症候群、ストレス（診療時の緊張なども含む）、薬の副作用、放射線治療などが考えられます。唾液分泌量が少ないと感じた場合は、まずこれらを確認しましょう。花粉症の薬（抗ヒスタミン薬）の服用のために、一時的に減少していることもあります。

加齢による唾液分泌量の減少は、急に起こるわけではなく、徐々に生じます。そのため、私たちが患者さんの口腔内を見て明らかに口腔乾燥の兆候が認められる場合でも、患者さん自身は自覚していない場合も多いです。このような場合は、フレーズ127や128を用い、経験の有無を確認します。「唾液は出ていますか？」と直接質問するよりも、「唇が貼りつくような感じ」など具体例を示すと、「そういえば」のように思い返しやすいようです。

なお、加齢による唾液分泌量減少を説明する際は、「加齢」「歳を取ると」ではなく「年齢を重ねると」のように配慮した表現を心がけましょう。

◎飴の摂取の有無も確認

唾液分泌量の減少が疑われる患者さんには、フレーズ127や128の前に「飴をなめることはありますか？」と質問してみるのもいいでしょう。飴の摂取が始まった、もしくは回数が増加した患者さんの場合、自覚症状の有無にかかわらず唾液分泌量が減少している可能性があります。引き続きフレーズ127や128を伝え、「飴をなめることで不快感が改善しますか？」と続けることで、患者さんの自覚につながることもあります。

◎自覚症状の有無にかぎらず伝えること

フレーズ127、128に対し、「はい」つまり「自覚症状あり」と回答した患者さんには、全身疾患の有無、服用薬の有無、放射線治療の有無の確認を経た上で、唾液の予防効果が期待できない旨を説明し（Scene 43）、フッ化物の正しい応用と飲食回数のコントロール、プラークコントロール、そしてメインテナンス受診の意義を改めて説明します。一方、「いいえ」つまり「自覚症状はない」といった回答があった場合は、口腔内に見られた兆候を説明した上で、同様に服用薬の確認からメインテナンス受診の意義まで説明します。

そして唾液腺マッサージや舌の体操など唾液の分泌をうながす方法はもちろん、シュガーレス飴の紹介など、日常生活の不具合を解消する方法を提案し、どれが無理なく実行できそうか患者さんに考えてもらいましょう。

なお、シェーグレン症候群により唾液分泌量が減少している患者さんの場合は、唾液腺マッサージにより痛みを訴えることもあるので注意しましょう。

Scene 29

CPM

唾液が少なくなってきた患者さんとの会話例

基本フレーズ

フレーズNo.

129 お口が渇いた感じはありますか？

130 最近唇がひっかかることや、貼りつくような感じはありますか？

131 口内炎ができやすくなったりしてはいませんか？

132 頻繁に喉が渇くようなことはありませんか？

133 唾液が減ると今までと違ってむし歯になりやすくなりますので、特に根が出ているところはよく磨くようにして、できるだけフッ素も使用することをおすすめします。

▶ 会話イメージ ◀

 お口が渇いた感じはありますか？

あまり感じないけれど。

 唾液が少ないと頬に鏡が貼りつきやすくなるのです。今日はよく貼りついたので、あれ？と思ったんです。

じゃあ渇いているのかしら。

 唾液が減ると、今までよりもむし歯になりやすくなるんですよ。

「あれ?」と思ったら聞いてみよう

　メインテナンスをしながら、「こんなに唾液が少なかったかな?」と感じることがあると思います。唾液分泌量が減少する原因として、シェーグレン症候群によるもの、ストレスによるもの、加齢によるもの、薬の副作用によるもの、放射線治療によるものなどがあります。

　加齢によるものはじわじわと分泌量が減少するため、数か月に1回メインテナンスで出会う私たちには変化がわかっても、患者さんは実感していないことがあります。ミラーが頬粘膜に貼りつくなどが認められたら、フレーズ129～132で質問してみましょう。

　質問をすると、患者さんから「よく感じます」といった自覚がある旨の回答や、「言われてみれば」「とくに感じていないけれど」といった無自覚である旨の回答のどちらかがあるでしょう。両者ともに、まず「今まではお口の中のケアをしていても、鏡が貼りつくようなことはなかったのですが、今日は処置中よく頬に鏡が貼りついたので、あれ?と思ったんです」のように、現状を把握していることを示すことが大事です。

解決は簡単ではない

　唾液分泌量が減少することで、二次う蝕や根面う蝕のリスクが高まります。また、喉の渇きを解消するために飴や飲みものの頻回摂取が始まることもあるので(Scene 28)、シュガーレスの飴や糖の入っていない飲みものを提案してみましょう。その他、プラークコントロールとフッ化物の応用がより重要になりますが(フレーズ133)、高齢患者さんであれば細かいプラークコントロールが困難になることもあり、理想的なリスクコントロールができないことがあります。そのような場合は、患者さんの状態に応じてメインテナンス間隔を変更したり、メインテナンスの内容の充実でリスクコントロールを図ることを提案しましょう。また、唾液腺マッサージや舌体操はいまからすぐに導入できる対応策として、ぜひ患者さんに提案したいセルフケア内容です。「唾液が出やすくなるマッサージや、舌の体操があるので、やってみませんか」と提案してみましょう(シェーグレン症候群により唾液分泌量が低下している患者さんの場合は、唾液腺マッサージにより痛みを訴えることもあるので注意しましょう)。

　なお、唾液分泌量が少ないと感じられる患者さんに対しては、定期的に唾液分泌量を記録し、メインテナンス中の変化を見逃さないようにすることが大切です。

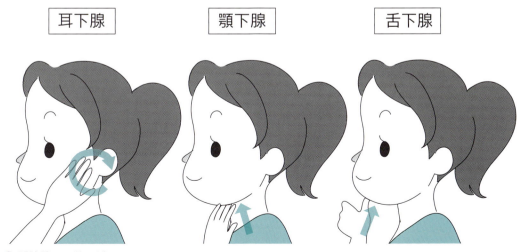

● 唾液腺マッサージ。

Scene 30
CPM
喫煙の影響を伝える会話例

基本フレーズ

フレーズ No.

134 タバコは歯周病を悪化させます。ニコチンにより血管が収縮して細菌と戦う力がなくなり、歯周病が進行します。

135 タバコを吸っていると、歯周病の進行を止めることは困難です。

136 タバコを吸っていると、出血や腫れなどの症状が現れにくいです。

137 禁煙すると歯周病の治療がうまくいきます。

138 禁煙したことはありますか？

139 タバコをやめようと思ったことはありますか？

応用フレーズ

フレーズ No.

140 ニコチンがメラニン細胞を活性化させ歯ぐきが黒くなります。たばこをやめるとキレイな歯ぐきの色に戻ります。

141 タバコは歯周病を悪化させるため、喫煙している可能性のある年代の患者さんには必ず確認しています。

◎禁煙に対する意識を聞いてみる

多くの患者さんは、喫煙が身体によくないことは知っていても、口腔に影響があることまでは知りません。問診票にて喫煙していることが申告されている場合は、フレーズ134〜137を伝え、フレーズ138もしくは139にて禁煙ついてどのように考えているか聞いてみましょう。

このとき、患者さんの反応は大きく2つに分かれます。1つは禁煙に興味を示す反応（関心期）、もう1つは興味を示さない反応（無関心期）です。関心期の患者さんであれば禁煙支援などに話をつなげることができますが、無関心期の患者さんの中には、禁煙について話をすると不機嫌になることがあります。歯科医療従事者として喫煙の害を伝える義務があるので、フレーズ134〜137の中から適宜フレーズを選び、事実を伝えるにとどめましょう。

なお「過去に吸っていた」という患者さんにも、喫煙再開防止の観点からフレーズ134〜137は伝えておくべき情報です。

◎質問はおそれる必要はない

問診票にて確認が取れていないものの口腔内観察や呼気から喫煙者であることが推測される場合は、「喫煙経験はありますか？」と質問します。

「現在吸っている」と回答があれば上記のように情報提供しますが、ごくたまに不機嫌な顔で「なんで？（なんでタバコの質問をするの？）」といった質問を返してくる患者さんもいます。そんな患者さんは「またタバコの害の話かよ」「禁煙しろというんだろ」のような心理状態にあるのかもしれません。患者さんの不機嫌なようすにドキッとさせられますが、フレーズ141にて歯科医療者の立場からの質問であることを伝えましょう。その結果、患者さんから「吸っている」と回答があった場合は上記のようにフレーズ134〜137を伝え、「吸っていない」と回答があればそこでこの話は終了とします。

▶ **会話イメージ** ◀

 タバコを吸いますか？

 吸いますけど……何か関係あるんですか？

 今回の検査結果では歯周病が進行しているので出血が多いはずなのですが、少なかったので、タバコの影響が出ているのかなと思いまして。

 どういうことですか？

 タバコを吸っていると、出血や腫れなどの症状が現れにくいんです。

Scene 31

C P M

女性ホルモンの影響について説明する会話例

基本フレーズ

フレーズ No.

142 妊娠中、更年期など女性ホルモンのバランスが変わると、ホルモンの影響で歯周病が進行することがあります。

143 よい状態であれば、妊娠しても更年期に入っても心配ありません。

応用フレーズ

フレーズ No.

144 妊娠中は歯ぐきが腫れやすくなります。

145 更年期は歯周病の進行が速いです。でも歯ぐきがよい状態であれば、必ず進行するわけではありません。

146 骨粗しょう症になると、歯周病になったときに進行が速くなることがあります。

◎ 伝えておきたい女性ホルモンの影響

女性患者さんの歯周治療やメインテナンスにおいては、女性ホルモンのバランスの変化が歯周病に影響を与えることがあるので、ライフステージも考慮に入れる必要があります。若い女性患者さんには、将来に生じるであろう出来事の告知としてフレーズ142を、そしてそれに対する対策としてフレーズ143を伝えるとよいでしょう。

フレーズ142と143はセットにして伝えることがポイントです。フレーズ142にて患者さん自身がリスクを認識し、フレーズ143にて患者さんが「よい状態に保つためにはどうすればいいのか」と考えることで、日々のプラークコントロールと定期的なメインテナンス来院の意義を認識するきっかけになるからです。

◎ 状況に応じて説明の焦点を絞る

妊娠中は女性ホルモンの影響だけでなく、つわりなどによりプラークコントロールが不十分になり、歯周病が悪化しやすくなります。フレーズ144は、妊娠中の患者さんはもとより、歯周病の説明の一環として妊娠の有無を問わず伝えたい情報です。

また、歯周病に罹患した状態で更年期に入ると急速に歯周病が進行すること、そして更年期以降は骨粗しょう症になるリスクがあることから、フレーズ145、146も伝えておくべき情報です。特に閉経後、骨粗しょう症によりビスホスホネート製剤の服用や注射をしている患者さんも多いことから、「飲み始めた薬はありますか？」「最近薬が変わったなどありませんか？」と、メインテナンスのたびに確認することも大事です

なお、更年期にうつ状態になる人もいます。「今まできれいに磨いていたのにプラークが増えてきた」などの変化で気づくかもしれません。そのような時期には、歯を磨く意欲が湧かない、疲れてしまっていねいに磨けないということもあるので、「もっと磨くように」と励ますのではではなく「フォローできるところはこちらでします」といった姿勢で臨みましょう。

▶ 会話イメージ ◀

 女性の場合は、ホルモンの関係で歯周病が進行することがあるんです。たとえば妊娠中とか、更年期とか。

へぇ、そうなんだ。

 よい状態であれば、妊娠しても更年期になっても、心配はないんですよ。だからいつもいい状態にしておくことが大切ですね。

 更年期といってもまだピンと来ないかもしれないけれど、覚えておいてね。

はい。覚えておきます。

Scene 32

CPM

家族の歯周病罹患状況について質問する会話例

基本フレーズ

フレーズNo.

147 ○○さんのご両親は、歯周病はどうですか？

148 お父さんやお母さんから、「早く歯がなくなった」など聞いたことはありますか？

149 ご両親は、入れ歯を使っていますか？

▶ 会話イメージ ◀

　お父さんやお母さんから、「早く歯がなくなった」など聞いたことはありますか？

　父は大丈夫だけれど、母は「歯が悪い」って言っていました。いまは入れ歯みたいですよ。

　歯を失った理由って、ご存じですか？ むし歯で失ったとか、歯周病で失ったとか。

　さぁ、そこまでは……。

　○○さんの年齢と歯石の付きかたを考えると、○○さんは歯周病のリスクが高そうです。

　もしお母さんが歯周病で歯を失ったとすると、○○さんも注意が必要です。

◎ハイリスクの可能性を探る

フレーズ147〜149は、20〜30代にもかかわらず縁下歯石が多量に沈着しているなど歯周病のリスクが高そうな若い患者さんに特によく使います。家族（両親や兄弟）で歯周病に罹患した人がいるか聞いてみましょう。

なお、両親のどちらかが若いうちに歯を失ったことを知っていても、その原因が歯周病かう蝕かまで知っている人は少ないのが現実です。「歯周病で歯を抜いたって言っていました」のような回答の場合は患者さん本人も歯周病リスクが高いことを伝えますが、「いつも歯医者に行って治療していました。歯は悪いようです」といったあいまいな回答の場合は、通院目的がう蝕治療の可能性もあるので、歯周病リスクとともにう蝕リスクについても詳しく伝える必要があります。

◎子どももハイリスクの可能性がある

ハイリスクの患者さんで子どもが未来院の場合は、子どももリスクが高い可能性があることを伝え、子どもの来院をすすめます。すでに子どもが来院しメインテナンスを受診している場合は、メインテナンス継続の重要性を改めて親子ともに伝えましょう。

とはいえ、小学生は習い事、中学生・高校生は部活に塾にと、今の子どもたちはとても忙しいです。無理強いするのではなく、「春休みや夏休み、冬休みなどの長期休暇や、試験前の部活動停止のときなどに来院するお子さんが多いですよ」のように、無理なく来院できるタイミングを伝えてみましょう。

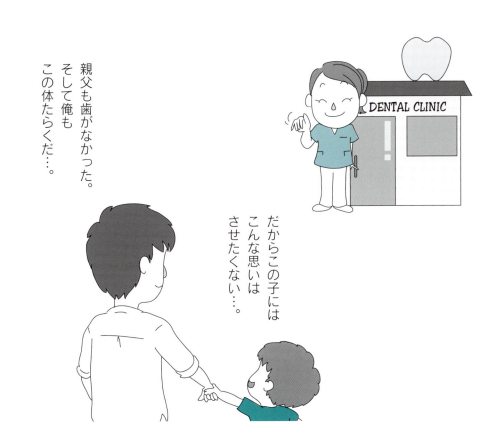

Scene 33

CPM

全身疾患の影響を説明する会話例

基本フレーズ

フレーズ No.

150 風邪をひいたり、疲れていたり、体調が悪いときは、歯ぐきが腫れることがあります。

151 普段は抵抗力で抑えられていても、抑える力が弱まると歯周病は悪化しやすくなります。

152 薬の種類によっては唾液が少なくなり、むし歯ができやすくなります。

153 血圧の薬は、種類によっては歯ぐきが腫れやすくなります。

154 コントロールされていない糖尿病は歯周病を進行させやすいです。

▶ 会話イメージ ◀

　何か薬を飲んでいますか？

　血圧の薬を飲んでいます。

　そうですか。ここの腫れかたは、薬の影響もあるかもしれません。

　そうなんですか？

　でもプラークがきちんと落とせれば腫れは引いてきますよ。

　薬を確認したいので、今度お薬手帳を見せていただけますか？

患者さんに伝えたい全身疾患の影響

　歯周病は、宿主の抵抗力と細菌のバランスが崩れると悪化するので、全身疾患のある患者さんにはその事実を伝えておく必要があります。また、若い患者さんで現在は全身疾患に罹患していなくても、40歳前後から成人病が増加し始めることから、あらかじめ伝えておくとよいでしょう。

　フレーズ150や151は、歯周病の病因論の説明（Scene 5参照）やプラークコントロールに関する一連の説明（Scene 11、12、49）と組み合わせて使ってみましょう。「そういえば、以前風邪をひいたとき、腫れたような気がする」といったことを患者さんが思い出したり、続けてフレーズ153、154を伝えることで、「実は○○病でして」と患者さんが申告することもあります。

状況に応じて伝える内容を膨らまします

　全身疾患のある患者さんは何らかの薬を服用しています。フレーズ152は歯肉が退縮し根面う蝕のリスクの高い患者さんに伝えるべき内容ですが、それ以外の患者さんに対し全身疾患の有無を確認するきっかけになるフレーズでもあります。続けて「何か薬を飲んでいますか？」と質問してみましょう（Scene 34参照）。患者さんから服用薬の申告があった場合は、お薬手帳を確認したり実際に薬を見せてもらうなどし、口腔内にどんな影響があるかチェックしましょう。

　フレーズ153は、カルシウム拮抗薬に関する説明です。カルシウム拮抗薬は歯肉を増殖させやすいですが、プラークコントロールがきちんとできていれば副作用を最小限に抑えることができるので、服用している患者さんにはフレーズ153に続いてプラークコントロールの重要性を伝えましょう。

　糖尿病に罹患している患者さんにはフレーズ154を伝えますが、引き続き「HbA1cはいくつですか？」と質問してみましょう。正確に答える人はコントロールされていることが多いですが、あいまいな回答の人は関心が低く糖尿病の治療にも積極的でない場合があります。

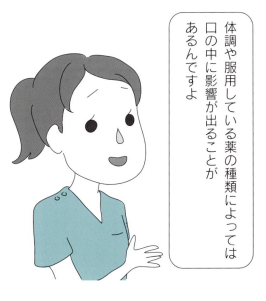

体調や服用している薬の種類によっては口の中に影響が出ることがあるんですよ

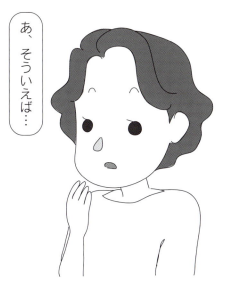

あ、そういえば…

Scene 34

CPM

全身疾患の有無や服薬状況を確認する会話例

基本フレーズ

フレーズ No.

155 いま治療中の病気はありますか？

156 いま何か薬を飲まれていますか？

157 お薬手帳はお持ちですか？

応用フレーズ

フレーズ No.

158 健康診断は受けていますか？

◎ 全身疾患と薬の確認は重要

　全身疾患の有無や服薬状況の確認は歯科疾患と密接に関係していることから、たとえ問診票に記載がなかったとしても、念のため確認しましょう。
- 歯科疾患は生活習慣病であり、全身疾患とも関係があること
- 服用している薬によっては唾液分泌量が減少し、う蝕発症のリスクが増加すること

を説明した上で、フレーズ155、156を確認します。

　「全身疾患も薬もない」という患者さんの中には、健康診断を受けていないため病気が発見されていないだけのこともあるので、フレーズ158も確認しましょう。

◎ 病名が明らかになったら

　フレーズ155に対し患者さんから疾患の申告があった場合は、他の患者さんに聞こえないよう声のボリュームを落として、「糖尿病の治療を受けていらっしゃるのですね」のように再確認します。続いて通院頻度（「どれくらいの頻度で通院されていますか？」）や、現在のコントロール状況（糖尿病の場合では「HbA1cの数値はいくつですか？」、高血圧ならば「血圧の上と下はいくつですか？」）を確認します。

　このとき、スラスラと通院頻度や数値を答えることができなければ、自身の疾患に対し正しい理解がされておらず、コントロールも不良の可能性があります（「答えたくない」という心理のときもあります）。

◎ 薬を飲んでいることがわかったら

　フレーズ155に対して疾患の申告があったり、フレーズ156に対して「飲んでいる」と回答した患者さんには、フレーズ157でお薬手帳の有無を確認しましょう。「今日は持っていない」と患者さんから回答があった場合は次回に持参してもらうようにします。お薬手帳そのものを持っていない患者さんであれば、服用している薬を次回に持参してもらいましょう。

　なお、「覚えているだけでよいので、何の薬を飲まれているか教えていただけますか？」といった質問をすることで、その患者さんの疾患に対する理解や関心の程度を察することができます。お薬手帳などを見ることなく、「今飲んでいる薬は○○と△△の薬」のように患者さんがある程度把握していればよいですが、「よくわからないけれどたくさん」のようなあいまいな回答だった場合は、理解や関心が低いのみならず、コントロールも不良の可能性があります（「答えたくない」という心理のときもあります）。

◎ 全身状態は変化する

　上記はおもに初診患者さんとの会話を想定していますが、全身疾患のコントロール状況は変化することから、たとえば「血圧の状態は最近いかがですか？」や「お薬が変わったりしていませんか？」のように、治療中やメインテナンス時にも再確認することが大切です。また疾患が増えていることも多々あるため、「お身体の状態は最近いかがですか」のように改めて確認するようにしましょう。

Scene 35

メインテナンス時に全身疾患や服用薬の変化を確認する会話例

基本フレーズ

159 以前と比べて、HbA1cはいかがですか？

160 お薬手帳はお持ちですか？

161 飲んでいるお薬にお変わりはありませんか？

▶ 会話イメージ ◀

 お薬手帳はお持ちですか？

持っていないよ。

 飲んでいるお薬に変化はありませんか？

わからないなぁ。毎月病院行って、出された薬を飲んでいるだけだから。

 そうですか。お薬と一緒に渡される紙もお持ちではないですか？

それなら家にあるよ。

 次回で結構ですので、その紙をお持ちいただけますか？

はいよ。

◎ 変化の有無を確認する

メインテナンスでの関わりが長くなるほど、意外と変化に気づかないことがあります。明らかな体調不良や大きな病気をしたりすれば患者さんも話してくれますが、「薬を飲み始めた」「薬が変わった」などは、患者さんも申告する必要性を感じなかったりするものです。メインテナンスでは、口腔内や患者さんのようすに変化が見られなくても、全身疾患のコントロール状況や服用薬の変化について確認しましょう。

◎ 数値の変化も要チェック

全身疾患のある患者さんが来院した際は、まず疾患のコントロール状況に変化はないか確認しましょう。フレーズ159では糖尿病のコントロール状況について聞いていますが、コントロールされていないことがわかったら、

- 妥協的メインテナンスになってしまうこと
- 歯周病が悪化する可能性があること

を説明し、口腔の健康維持のためには疾患のコントロールが不可欠であることを伝えます。

糖尿病や高血圧は生活習慣が大きく影響する疾患です。これら慢性疾患に罹患している患者さんの中には、疾患の原因が自分の生活習慣にあるとわかっていても改善できない人がいます。しかし、健康に対する価値観は年齢や生活習慣の変化により変動するものであり、何かをきっかけにしてそれまで行動変容できなかったことが突然できるようになることもあります。

メインテナンスでのお付き合いを通じて歯科の立場から生活習慣改善の必要性とその価値を伝え続けることが、ひいては患者さんの全身疾患のコントロール改善につながるきっかけになる可能性があるので、口腔内の状況を正しく患者さんに伝えることが大切です。

◎ お薬手帳は定番の確認事項

全身疾患や服用薬のある患者さんであれば、メインテナンス来院のたびにお薬手帳を持参してもらうようにしましょう。フレーズ160にてお薬手帳を預かり、変化がないか確認します。服用薬の増減のチェックはもとより、「前回よりもお薬増えたようですね。どうされたのですか？」などと質問して、患者さんから状況を教えてもらいましょう。「実はちょっと…」のように体調不良が原因で薬が増えていたり、「最近調子がよくて、薬が減ったんだよ」のようにうれしい報告もあります。「よくわからないんだけどね」という患者さんも時にはいます。

薬の種類が増えていた場合はどんな薬かチェックし、唾液分泌低下のおそれがあれば「この薬によって唾液が少なくなる可能性がありますが、いかがですか？」のように実際のところを確認しましょう。また、カルシウム拮抗薬が増えていれば、今後歯肉増殖が起こる可能性があるため、よりいっそうのプラークコントロールが重要であることを伝えます。

Scene 36
C P M メインテナンス中にう蝕の発症を確認したときの会話例

基本フレーズ

162 新しいむし歯ができていましたが、何か心当たりはありますか？

163 お仕事とか、食習慣とか、何かお変わりありましたか？

164 最近食事が不規則になったり、飲食回数が増えたりはしていませんか？

165 フッ素入り歯磨き剤やフッ素でのうがいの使用は続いていますか？

応用フレーズ

166 何か気がついたことがありましたら、次回教えてください。

167 （次回来院時に）何か生活習慣で思い出されたことはありましたか？

◎う蝕が発症してしまった理由

　メインテナンス期間中にう蝕が発症してしまった理由は、大きく4つ考えられます。1つめは、生活習慣や食習慣の変化。たとえば、進学、就職、結婚、妊娠、育児、介護など、生活者である患者さんを取り巻く環境は日々刻々と変化します。メインテナンスを開始したときのリスクコントロール内容が、現在の患者さんのリスクと合致しなくなったときに、う蝕が発症してしまうのです。

　2つめは、患者さんの高齢化。年齢が高くなると、手指のコントロールが以前のようにできなくなり、ブラッシングの技術や意欲が低下することがあります。また高齢になると唾液分泌量が減少しますが、全身疾患や服薬によりさらに減少することでリスクは増加します。歯周治療により歯肉退縮した患者さんでは、根面う蝕のリスクも増加します。

　3つめは立案したリスクコントロールが実行されなかった場合、4つめは立案したリスクコントロールが根本的に間違っていた場合です。

　メインテナンス中にう蝕が発症した際は、フレーズ162をきっかけに4つの理由のどれに該当するか確認することが大事です。

◎確認のすすめかた

　メインテナンスに来院している患者さんであれば、治療時以降、何度かう蝕リスクに関する話を聞いているはずです。フレーズ162に引き続き163を問いかけることで、ピンと来る患者さんもいます。

　もし患者さんから、「何も変わっていないと思うけれど」といった回答があった場合は、フレーズ164で具体的な例を示しながら変化がなかったか確認していきます。全身疾患のコントロール状況や服薬状況の変化などを確認する内容を加えてもいいでしょう。そして現在もフッ化物応用が継続しているか、フレーズ165で確認します。

　具体的な質問を通じて、「実はなかなか間食がやめられなくて」「フッ素のうがい、前は使っていたけど、やらなくなっちゃって」といった原因が見えてくることがあります。その際は、「そうだったんですね。どうでしょう、これからまた気をつけることはできそうですか？」と切り出し、患者さんと再度リスクコントロールについて考えてみましょう。逆に、まったく情報が引き出せないこともあります。患者さんには何らかの事情があるのかもしれないので、そのようなときはフレーズ166、167のように次回に再確認するのもよいでしょう。そして今のままではまたう蝕ができてしまう可能性があることから、現在行っているリスクコントロールをより強化することを提案したり、メインテナンス来院間隔を短くすることを提案しましょう。

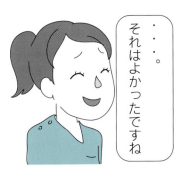
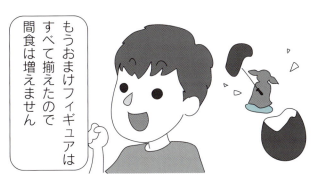

Scene 37

CPM

メインテナンス中にポケットの再発を確認したときの会話例

基本フレーズ

フレーズ No.

168 フロスは続いていますか？

169 歯間ブラシは毎日使っていますか？

170 歯ブラシはどのくらいで交換されていますか？

171 最近、体調はいかがですか？

172 最近、入れ歯の調子はいかがですか？

▶ 会話イメージ ◀

 歯ブラシは、どれくらいで交換されていますか？

そういえば最近変えてないなぁ。あんまり毛が広がってこないから。

 （ブラシが広がらないのは）正しい力加減で磨かれているのでいいですね。

 ただ、ここにプラークが残っていて、またポケットが深くなっているんですよ。

よく磨いているんだけどなぁ。

 歯ブラシのコシがなくなっていて、プラークが落ちにくいのかもしれませんね。

じゃあ、新しいのに変えるよ。

◎ポケットが再発してしまった理由

　SRPにより長い上皮性の付着で治癒した部位は、プラークコントロールの悪化によるポケットの再発が心配です。SRP後は、根面の細菌性沈着物が完全に除去しきれていなくても上皮性の付着が起き、ポケットが改善することがあります。そのような部位のポケットは、プラークコントロールの低下はもちろん、風邪などの一時的な体調不良や糖尿病などの慢性的な全身疾患の悪化により再発することがあります。ポケットが再発した場合は、口腔内のプラークコントロール状態を確認するとともに、具体的な質問から原因を探ることが大事です。

◎以前提案したホームケア内容を確認する

　ポケットは歯間部に再発することが多いので、以前に歯間清掃用具を処方したことがある場合は、フレーズ168や169を軸に質問してみましょう。
　質問の結果、「フロスはしているけど、毎日はしていないなぁ」のような回答があった場合は、「なかなか毎日することは難しいようですね」と患者さんを受け入れ、過去のチャートを見せながら「前回はこんなにポケットも改善して歯ぐきの状態もよかったので、また以前のようにできればよいのですが、いかがでしょうか」のように伝えてみましょう。これまでの実績を見せることで奮起する患者さんもいれば、「前みたいには無理だよ」と訴える患者さんもいることでしょう。後者の場合は「何か理由はありますか？」と確認し、場合によってはしばらくメインテナンス間隔を短くするなど、プロケアの内容を充実させる方法を提案することもあります。
　「ちゃんとやっているよ」のような回答があった場合は、「普段やっているようすを見せていただけませんか？」と切り出して実際にしてもらい、「このようにすると効率よくもっとプラークが落とせますよ」のようにアドバイスという形で再度指導するのもいいでしょう。

◎体調や全身の健康状態の変化、義歯の使用状況も確認する

　1〜6か月、もしくは1年おきの来院になるメインテナンスでは、全身の健康状態に変化が見られることがあります。フレーズ171は必ず確認しましょう。患者さんから「ここのところあんまり身体の調子がよくなくて。歯磨きは変えてないと思うんだけど」といった回答があった場合は、「それは心配ですね。お身体、大丈夫ですか？ お口の中のバランスも崩れているのかもしれませんね。まずはお身体の状態が回復されるといいですね」と気遣い、体調不良がポケットの再発に関係している可能性を伝えましょう。
　また、咬合力のみでは歯周病は発症しませんが、以前歯周病に罹患していた部位など炎症が改善しきれていないところでは、咬合力が歯周病のリスクになり得ます。患者さんが義歯を装着しているならば、フレーズ172で使用状況を確認してみましょう。
　義歯を使用していないことにより歯に加わる力が増大すると歯周病が悪化することもあるので、咬合の変化に注意しましょう。

コラム　先輩からのアドバイス ④

禁断のフレーズ「来てください」

長山和枝

●若かりしころの過ち

「来てくださいって言われたから来ました」
——これは私が新人のころに、よく患者さんから言われた言葉です。

新人のころの私は、「とにかく大事なことを伝えなきゃいけない！」という想いが強く、焦ってばかりいました。限られたチェアタイムの中で、どうやって歯周治療の必要性やブラッシングの方法、メインテナンス来院の重要性など伝えるか……。頭の中は、いつもこのことばかりで占められていました。

当然、患者さんを観察する余裕はありません。「患者さんの状態に合わせて」「タイミングを待って」なんて考えたことすらありませんでした。そのため私のコミュニケーションはいつも患者さん不在。

- 今、あなたの口腔内はこういう状態なので、治療に来てください。
- お口の中を健全に保つにはメインテナンスが必要なので、メインテナンスに来てください。

このように私主導で治療の必要性やメインテナンスの重要性を語り、来院をお願いするといった、偏ったコミュニケーションになっていました。でも、当時はそれでよいと思っていたのです。患者さんから冒頭の言葉を聞くまでは。

●メインテナンスの目的は何？

だんだんメインテナンス患者さんが増えてきた私にとって大事なことは、「患者さんに来ていただくこと」でした。そのため、いくら患者さんがメインテナンスに来院したとしても、患者さんの生活習慣に改善は見られず、プラークコントロール状態もよくなりません。それどころか、来ていただくために患者さんの機嫌をとるようなコミュニケーションになってしまい、ブラッシング状態が悪くても何も聞けず何も言えず、こちらできれいに磨いてメインテナンス終了としていました。

ある日、患者さんはどんな思いでメインテナンスに来院しているのかを聞いてみました。すると何人もの患者さんから冒頭のフレーズが帰ってきました。ある患者さんに至っては、「今日って何するの？」と逆に質問してきました。

患者さんの言葉を聞けば聞くほど、「自分は本当にメインテナンスの目的に適うようなことをしてきたのだろうか」と自問するようになりました。

●目的やゴールを見誤ると、選ぶフレーズも間違ってしまう

このような「つなぎとめるメインテナンス」は、いつしか来院が途絶えたり、口腔内の状態も維持できなかったりと、お互いにメリットはありません。こういったことを経験して以来、「メインテナンスに来てください」とお願いして来院してもらうようなフレーズは使わなくなりました。今思えば、一生懸命になるポイントがずれていたと反省するばかりです。

目的やゴールを見誤ると、使う言葉もフレーズも間違ってしまいます。皆さんも、真の目的は何かをしっかりと考えて、言葉を、フレーズを選ぶようにしましょう。

CHAPTER 5

予防方法について説明する会話例

Scene 38 　6歳臼歯の萌出に備える会話例
Scene 39 　歯列交換期の子どもを持つ保護者との会話例
Scene 40 　仕上げ磨きの必要性を伝える会話例
Scene 41 　永久歯列に生え変わった患者さんに自覚をうながす会話例
Scene 42 　う蝕経験のある患者（現在はう窩がない）と予防方法を考える会話例
Scene 43 　唾液のう蝕予防効果について説明する会話例
Scene 44 　メインテナンス通院をすすめる会話例（治療中）
Scene 45 　メインテナンス通院をすすめる会話例（再評価時／治療終了時）

Scene 38
C P M
6歳臼歯の萌出に備える会話例

子ども本人へのフレーズ

フレーズ No.

173 もうすぐここから大人の歯が生えてくるよ。いつ歯が生えてくるか、毎日鏡で見ていてね。

174 ここから歯が生えてくることを、おうちの人に教えてあげてね。

175 どんな歯が生えてくるかな〜？ 生えてきたらおうちの人に教えてね。

176 おじいちゃん（おばあちゃん）になっても使う歯だから、大事にしようね。

保護者へのフレーズ

フレーズ No.

177 もうすぐ、いちばん奥に大人の歯が生えてきます。この歯は噛むときに特に重要な歯です。

178 生えてから噛み合うまでが特にむし歯になりやすいので、仕上げ磨きのときによく磨いてあげてください。

179 エナメル質形成不全の歯やシーラントが必要な歯があります。早めに発見できるよう、定期的な健診で経過を見ていきましょう。

◎関心を高めることが大事

　口腔の成長において6歳臼歯の萌出は一大事であるものの、本人・保護者ともに萌出に気がつかないことが多いです。萌出の兆しが見えてきたら、子ども・保護者ともに関心を持ち、日頃からチェックしてもらうよう、6歳臼歯の話題を会話に加えるようにしましょう。

　手鏡で部位を見せながら**フレーズ173**を伝えると、手鏡を覗きこむように凝視する子がたくさんいます。子どもにとって自分の成長はやはりうれしいのでしょう。6歳臼歯萌出を、その子の今後の健康観と健康行動を作り上げる上で大事な機会にしたいものです。

　保護者にも、「お子さんから報告があったら一緒によろこんでください」のように伝えましょう。

◎保護者には着眼点を伝える

　6歳ごろになると仕上げ磨きをやめてしまう保護者が多いことから、まだ本人のみでは十分なブラッシングが難しいことを伝え、生え変わりの時期である今こそ仕上げ磨きを継続するよう働きかけましょう。

　とはいえ、兄弟がいる保護者はそちらに手がかかり、仕上げ磨きはもとより十分な観察すらできないことがあります。保護者にとって仕上げ磨きが負担である場合は、メインテナンス間隔を短く設定したり、シーラント処置など早期の対応をすることを伝え、保護者の負担軽減につなげるようにしましょう。歯科医院はいつでも患者さんと二人三脚ができる体制であることを示すことが大切です。

▶ 会話イメージ ◀

歯が生えてから噛み合うまでがむし歯になりやすいので、仕上げ磨きのときによく磨いてあげてください。

もう1年生だからいいかな〜って思って、最近仕上げ磨きをしていませんでした。

生えたばかりの歯は弱いので、今が一番手をかけたい時期です。○○ちゃんもがんばって磨いていますが、まだ1人では難しいですね。

じゃあがんばってみます。

大人の歯を中心に手伝ってあげてください。
○○ちゃんも自分で磨けるようにがんばろうね！

Scene 39

CPM

歯列交換期の子どもを持つ保護者との会話例

基本フレーズ

フレーズ No.

180 乳歯が抜けたら、お口の中を確認してみて、もしお隣の歯の側面が茶色かったり白く濁っていたりしたら一度連れてきてください。

181 噛み合うまではむし歯になりやすいので、溝のところをよく磨くようにしましょう。

182 前歯は、乳歯が抜けていないのに内側から永久歯が生えてくることもあるので、注意して見てあげてください。

183 永久歯って、乳歯が抜けないで生えてくるものがあるってご存知でしたか？

▶ 会話イメージ ◀

　乳歯が抜けないで永久歯が生えてくるものがあるってご存知でした？

　え、抜けたところに生えてくるんじゃないんですか？

　一番奥に大きな歯が生えてきます。歯ぐきが盛り上がってきているので、生えてきそうですね。

　本当だ！

　少しずつ顔を出してくるので、生えてきたらそっと磨いてくださいね。

◎保護者に着眼点を伝える

　歯列交換期は、子ども・保護者を問わず口腔内への関心が高まる時期です。生涯に渡る口腔の健康を得るきっかけとして、歯並びやう蝕予防に関するモチベーションに徹底活用しましょう。特に、乳歯期にう蝕が発症した本人やその保護者には、改めてう蝕のない口腔を目指す提案をするグッドタイミングです。子どもの口腔内をチェックした結果、「そろそろ交換しそうだ」と判断できた場合は、「この歯がそろそろ抜けるので……」と予告しながらフレーズ180〜182を伝えましょう。

　保護者への説明は具体的な例を示しながら行うことが大切です。特に一人目の子どもの場合、保護者は何をどうしたらいいのかわかりません。フレーズ180や182のように「どこに着眼するか」「何が生じたら歯科医院に来院すべきなのか」、またフレーズ181のように「仕上げ磨きで注意するところはどこか」を伝えましょう。

◎質問に対する回答はあらかじめ統一しておこう

　「他の子に比べて、うちの子、なかなか生え変わらないんですけど……」こういった相談を保護者から受けることはありませんか？　また、「ぐらぐらしてきたら、早めに連れてきたほうがいいですか？」といった質問もよく耳にすると思います。以下は、よく受ける質問とその回答例です。保護者から誰が質問を受けても同じ回答ができるよう、院内で回答内容を統一しておくことをおすすめします。

- 他の子に比べて、うちの子はなかなか生え変わらないのですが大丈夫ですか？
  ➡なかなか生え変わらないと心配になりますよね。生え変わりのペースにはかなり個人差がありますから、焦らず見守ってあげてください。
- グラグラしてきたら早めに連れてきたほうがいいですか？
  ➡グラグラしてきていても、痛がったり変なところから永久歯が出てしまったりしていなければ特に来院の必要はありませんが、ご心配のようであればいつでもご連絡ください。
- 乳歯が抜けたところ、血が出ているのでしばらく歯磨きしないほうがよいですか？
  ➡そうですね。仕上げ磨きの際には、傷のところには触らないように注意しながら、隣の歯はきちんと磨いてあげるようにしましょう。
- 生えてきた永久歯の色が黄色い気がするのですが、大丈夫ですか？
  ➡そうですね。一般的に、乳歯は永久歯よりも色が白いので、生えてきた永久歯が黄色く見えてしまうものなんですよ。極端に黄色かったり、白く濁った黄色（形成不全）でなければ心配ありません。
- 前歯に生えてきた永久歯が大きい気がします。歯並びが悪くなりますか？
  ➡乳歯が抜けたら大きな永久歯が生えてきて、驚きますよね。今は、頭と顎も小さいので、永久歯が大きく見えてしまうのです。歯の大きさは生涯変わりませんが、これから身長が伸びるのと同じように頭も顎も大きく成長します。そうすると歯の大きさは気にならなくなることがほとんどです。歯の大きさに比べて顎が小さいと永久歯が並びきらないこともあるので、いわゆる歯並びが悪い状態になることもあります。しかし、お子さんの身長が何センチなるかわからないのと同じで、顎がこれからどのくらい成長するかは未知数なので、今はゆっくり見守る時期です。

Scene 40
CPM
仕上げ磨きの必要性を伝える会話例

基本フレーズ

フレーズ No. 184
お子さんは歯磨きがまだ上手にできないので、10歳ごろまで仕上げ磨きでサポートしてあげましょう。

フレーズ No. 185
生え変わりの時期は歯の高さがバラバラのため、磨きにくくプラークが溜まりやすいです。

応用フレーズ

フレーズ No. 186
むし歯になって痛い思いをさせるよりも、仕上げ磨きをしてむし歯を予防してあげたほうがよいと思いませんか？

◎ 小児のう蝕予防には仕上げ磨きが必須

6歳ごろで仕上げ磨きをやめてしまう保護者が多いことから、筆者らの歯科医院では9～10歳ごろまで仕上げ磨きを継続するよう働きかけています。もちろん、子ども本人のブラッシング技術や矯正治療の有無などによりこの期間は異なるので、各歯科医院によってフレーズ184の年齢設定を変更して伝えるとよいでしょう。

フレーズ185は、子どもの口腔内を保護者と一緒に見ながら伝えることで、保護者の納得を引き出すきっかけになります。諸事情から仕上げ磨きの時間がとれない保護者には、リスク部位を示しながら「ここだけはがんばって！」のようにポイントを示すのもいいでしょう。このとき、保護者を追い詰めないようにすることが大事です。多少仕上げ磨きが不十分でも、飲食回数に注意すること、フッ化物を使用すること、そしてメインテナンスに来院していればう蝕を予防できる可能性が高まることを伝えた上で、その家庭にあったう蝕予防方法を提案するようにしましょう。仕上げ磨きなし、メインテナンス来院なしのダブルパンチはもっとも避けたいところです。

◎「子どもが泣いてかわいそうだからできない」という保護者には

仕上げ磨きの話を保護者にすると、「子どもが泣いて嫌がるのに、押さえつけてまでして磨くのはかわいそうなので、仕上げ磨きはしていません」という声が返ってくることがあります。このような保護者は、仕上げ磨きの必要性を理解しつつもできないというジレンマを抱えており、こちらがいくら必要性を説いたとしてもすれ違ってしまうことが多々あります。そのようなときは、「○○ちゃんに仕上げ磨きをしてあげているのですね。でも、嫌がってしまうのですね。嫌がってしまう原因に、何か心当たりはありますか？」のようなフレーズをきっかけに、保護者の負担軽減と小児のう蝕予防に繋がる方法を提案してみましょう。

子どもが嫌がる理由として、たとえば眠い時間帯にしている、遊びの最中にしているなどさまざまな理由が考えられますが、「仕上げ磨き時のブラッシング圧が強すぎて痛い」という物理的な痛みが原因のこともあります。これは保護者のがんばりが空回りしている可能性もあるので、上唇小帯の排除のしかたやブラッシング圧を確認する必要があります。また、小児も人格を持った一人の人間なので、気分に波があったり、できることができなくなることもあります。できる日とできない日があるならば、「できるときにはしっかりやりましょう」「嫌がるときでも、歯ブラシを口に入れることだけはしましょう」のように、毎日完璧でなくてもよいことを伝えるのもよいでしょう。

仕上げ磨きを定着させる方法をいくつか紹介するのも、保護者の負担軽減につながります。普段からスキンシップの一環として膝の上に寝転がせて顔や口を触ったり、「お鼻♪ お口♪ 前歯♪ ほっぺ♪ 前歯♪」のように歌いながら仕上げ磨きをすることで、仕上げ磨き定着に成功した家族もいました。

フレーズ186は、このように保護者といろいろなことを考えた末に、保護者と目標を共有するきっかけとして使いたいフレーズです。

Scene 41
CPM 永久歯列に生え変わった患者さんに自覚をうながす会話例

基本フレーズ

フレーズ No.

187 いままではおうちの人（保護者）が○○くん（○○ちゃん）の歯を守ってくれたけれど、これからは自分で守っていこうね。

188 まずは中学校を卒業するまで新しいむし歯を作らないようにしてみようか。

応用フレーズ

フレーズ No.

189 中学生になると部活や塾で忙しくなると思うから、今のうちに歯磨きをマスターしようね。

190 夏休みや冬休みには歯医者さんに来て、お口のチェックをしようね。

◎ これからは自分で守ることを伝える

　フレーズ187は、現在までう蝕予防をしてきてくれた保護者に感謝すると同時に、「これからは自分の健康は自分で守る」という自覚を持ってもらうためにぜひとも伝えたいフレーズです。永久歯列カリエスフリーを達成した患者さんには、「むし歯がないことはとてもすばらしいことです」といったフレーズを伝えてからフレーズ187につなげることで、本人のやる気も高まるでしょう。そしてフレーズ188のように短期目標を設定してみましょう。

◎ 大切なことは何かを再確認する

　中学生になると部活や塾通いなどが始まり、多くの患者さんの生活リズムが一変します。また、体育系部活であればスポーツドリンクの常飲、塾通いの道すがらの買い食いなど、これまでのう蝕予防に寄与した食習慣も大きく変わることでしょう。永久歯列に生え変わったこのタイミングを、う蝕予防には何が大切かを本人と再確認する機会として利用したいものです。フレーズ189のようにブラッシング方法をマスターするほか、
- 運動時に頻繁に飲むのは水やお茶にする
- 飴などをなめながら勉強をしない
- お腹が減って買い食いするのはやむを得ないが、ダラダラ食べしないようにする

など、具体的な方法をあらかじめ伝えるとよいでしょう。

　また、部活や塾通いなど忙しくなることから、必然的に長期休み毎のメインテンス来院になる患者さんが多くなります。フレーズ190や「次は夏休みだね。会えるのを楽しみにしているね」のように伝え、「長期休みになったらメインテナンスに行く」ことを本人に意識してもらいましょう。

▶ **会話イメージ** ◀

- 全部永久歯になったね！　1本もむし歯なし。すごいね！
- うん。この前、乳歯抜けた。
- あと1本ずつ奥に大きな歯が生えてくるよ〜。
- そうなの？
- いままではお母さんが○○くんの歯を守ってくれたけれど、これからは自分で守っていこうね。

Scene 42

CPM

う蝕経験のある患者（現在はう窩がない）と予防方法を考える会話例

基本フレーズ

フレーズ No.

191 最後に治療したのはいつですか？

192 （最後に治療したときと）何か変えたことはありますか？

193 当時と同じ習慣に戻ってしまうと、またむし歯ができてしまいます。

▶ 会話イメージ ◀

最後に治療したのはいつですか？

学生のころだから、10年くらい前かなぁ。

当時と今を比べて、生活習慣で変わったことはありますか？

学生のころはしょっちゅうなにか食べていたけれど、今はほとんど間食しません。

太ってしまったので。

食べかたを変えたことは、むし歯予防にも効果がありましたね。

ただ、また同じ習慣に戻ってしまうと、むし歯ができてしまいますよ。

これからも今の習慣が続くといいですね。

◎最後に治療したのはいつか？

過去2年以内に新たなう蝕が発症していない場合、現在のう蝕リスクは低いと考えられます。一方、半年以内に新しいう蝕や二次う蝕で治療した場合は、生活習慣が改善していないかぎり、う蝕リスクは高い可能性があります。そのため、フレーズ191、192は初診患者さんに確認したいフレーズです。
- いつごろ治療が行われたのか
- そのころと現在では生活習慣に違いはあるか
- なにか気をつけていたことはあるか

を把握し、その習慣を今後も継続および強化できるようアドバイスしたいものです。

◎眠っているリスクを起こさないように

治療経験がある以上、治療当時の生活習慣に戻ってしまえば再びう蝕が発症する可能性があります。

フレーズ192に対して、「当時受けた指導を忠実に実践している」などと回答した患者さんには、具体的に現在行っている予防方法を確認しましょう。一方、「特に意識していない」などと回答した患者さんには、「もしかしたら以前聞いたことがあるかもしれませんが」と前置きした上で、病因論（Scene 2）を説明します。たとえばフレーズ10（Scene 2参照）を伝え、「現在の生活と比べてみて、どうですか？」などと質問をしてみると、「いま間食していないから、それがよかったのかな」などと患者さんみずからう蝕が発症しなかった要因に気がつくこともあります。

フレーズ192に対する回答がどのようなものであれ最後はフレーズ193につなげ、「眠っているリスクを起こさないようにする」という自覚を本人にうながしましょう。

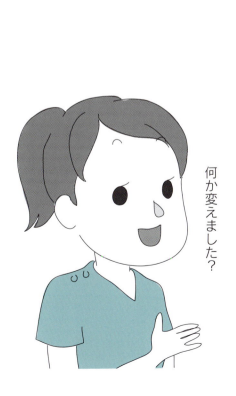
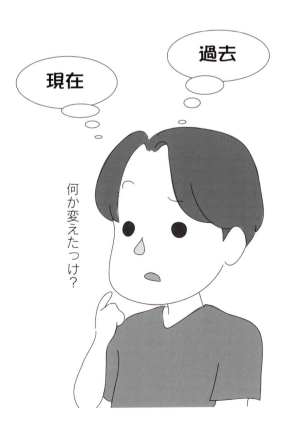

Scene 43 唾液のう蝕予防効果について説明する会話例

基本フレーズ

194 唾液は、食後の酸性になった口の中を安全な中性に戻してくれます。

195 唾液中のリンとカルシウムが、歯の再石灰化をしてくれます。

196 唾液はいっぱい出るほうがいいんですよ。

応用フレーズ

197 「おいしい」と思っただけでも、唾液は出るんですよ。

198 唾液は、食後の酸性になったプラークを安全な中性に戻してくれます。

◎患者さんに伝わりやすい表現を心がける

　フレーズ194と195は、う蝕の病因論と関連づけて使うと効果的です。フレーズ195を伝えた後は、「フッ素入り歯磨き剤を正しく使うことで再石灰化が促進されます」のようにフッ化物配合歯磨剤の正しい使いかたに話を広げてもよいでしょう。

　唾液分泌量が減少している患者さんには、フレーズ194と195を伝えた上で、「残念ながら○○さんの場合は唾液が減少しているので安全な中性に戻すのに時間がかかるため、むし歯ができやすいです。フッ素の正しい応用と飲食回数のコントロール、プラークコントロール、そしてメインテナンスで守っていきましょう」と伝え、リスクがあることと今後の目標を明確にすることが大切です。

　なおフレーズ194（唾液緩衝能の説明）は、患者さんに伝わりやすい表現としてあえて「口腔内が酸性になる」としています。正しい表現はフレーズ198ですが、歯科医院内でどちらを使用するか統一した上で患者さんに説明しましょう。

◎対処法を具体的に伝える

　唾液の話をすると、「どうやったら唾液が出るの？」と強い関心を示す患者さんがいます。そんな患者さんには、まずフレーズ197を伝えてみましょう。「梅干しを想像しただけでも」などとしてもよいでしょう。フレーズ197に加えて唾液腺マッサージや舌の体操なども紹介すると、患者さんの関心はより高まります。食後にシュガーレスガムを噛むことで唾液を出すというアイディアもいいでしょう。

　なお、シェーグレン症候群の患者さんの場合は、唾液腺マッサージにより痛みを訴えることもあるので、唾液腺マッサージを紹介する前に疾患の有無を確認しましょう。

◎花粉症の時期は唾液分泌も低下する

　花粉症の時期などは、抗ヒスタミン薬を飲んでいるために唾液分泌が低下し、う蝕リスクが一時的に高まっている患者さんもいます。花粉症の季節になったら、抗ヒスタミン薬服用の有無を確認し、「薬を飲んでいるこの時期は特に注意が必要です」と伝えましょう。

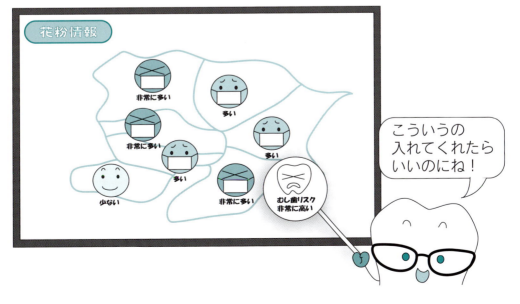

Scene 44

CPM メインテナンス通院をすすめる会話例（治療中）

基本フレーズ

フレーズNo.

199 定期健診についてご存知ですか？

200 これまで定期健診で歯科医院に通ったことはありますか？

201 治療が終わったら、いい状態を維持するために定期健診の受診をおすすめしていますが、興味はありますか？

▶ 会話イメージ ◀

はぁ、たっぷり歯石ついていたみたいね。ガリガリすごかったわ。

 そうですね。がっちり固まっていましたね。いままで定期健診を受けたことありますか？

ないわねぇ。いつも言われるんだけど……。

 定期的に通ってメインテナンスを受診すると、次からはこんなに回数をかけて歯石を取らなくてもいいんですよ。

そうよねぇ、このままだと、また歯石ついちゃうわよね。

◎ メインテナンスのことは治療期間中に伝える

「メインテナンスの説明は治療が終わってから」と考えていませんか？ 治療期間中は、口腔内に痛みや不快感、不便さを感じていることが多く、「もう二度と治療したくない」「もうこんな痛い思いしたくない」と思っている患者さんが多々います。つまり、治療期間中は口腔内への関心が高まる時期であることから、メインテナンス導入の最初の機会として最適といえます。

たとえばSRP後の説明時に、フレーズ199に続けて「定期的に通ってメインテナンスしておけば、次からはこんなに回数をかけた歯石除去は必要ありませんよ」と加えてみましょう。「それってどういうこと？」のように、患者さんがメインテナンスに興味を持つ可能性があります。

◎ 「初めて聞いた！」や「またその話か…」で対応を変える

メインテナンス導入に際しては、「歯科医院は痛みや不具合がなくても定期健診のために通院できる」ということを患者さんが知っているか否かで対応が変わります。まずフレーズ199や200にて、患者さんがどんな反応を示すか確認してみましょう。

患者さんの反応は、
・定期健診の存在そのものを知らない
・知っているが受けていない、以前受けていたが今は受けていない
・受けているが事情があって今は受けていない（受けることができない）
の3つに分類できます。

「定期健診の存在そのものを知らない」という患者さんには、フレーズ201を伝えてみましょう。口腔内に不快感のある治療時だからこそ、「いい状態を維持する」というフレーズは患者さんの関心を引き出します。

「知っているが受けていない」「以前受けていたが今は受けていない」という患者さんは、「またその話？」といった反応を示すこともあります。そんな患者さんには、「受けていない（受けるのをやめられた）理由を教えていただけませんか？」のように質問してみると、患者さんのいろいろな事情や思いが見えてくるでしょう。たとえば「通ったことはあるけど、忙しくてやめちゃった」という理由をあげてくる患者さんがいます。そんな患者さんには「メインテナンスは治療ではなく健康維持ですので、無理のないスケジュールで通院していただいて結構ですよ」のように、負担の少ない通院を強調して伝えてみましょう（もちろんリスクによって限度はあります）。また「歯医者さんは苦手なので、痛くなってから来ます」という患者さんには、「ほとんどの人が歯医者嫌いなんですよ。痛くなってからの来院では治療も痛くなるのは当然なので、悪循環になってしまいます。歯医者嫌いの人ほど、治療後にメインテナンスに通院すると、トータルの通院回数が減らせるだけでなく、歯の治療も避けられるんですよ」や、「治療が苦手だったり、痛い思いをしたくない人ほど、何ともないうちにいらしていただくことをおすすめしています」のように、どちらが患者さんにとってメリットがあるかを考えるきっかけを提案してみましょう。「定期健診に通うことに対してどのような障害があるのか」を聞いてみることで、それに応じた新しい提案をすることができます。

「受けているが事情があって今は受けていない（受けることができない）」という患者さんは、引越などで以前メインテナンスを受けていた歯科医院に通えなくなった患者さんなどです。そのような患者さんには、「当医院でもメインテナンスできますよ」と伝え、新しいお付き合いをスタートしましょう。

Scene 45 メインテナンス通院をすすめる会話例（再評価時／治療終了時）

C P M

基本フレーズ

フレーズ No.

202 とてもよくなりましたね。これからもこの状態をずっと維持していきましょう。

203 これからは、何かあってからではなく、なるべく問題が起きないように定期的にメインテナンスしていきましょう。

204 歯医者が好きでない人ほど、定期的にメインテナンスを受けることをおすすめします。

205 ホームケアだけでは難しいところは、定期的に来ていただければこちらでケアできます。

▶ 会話イメージ ◀

 歯ぐきの状態はよくなりました。これからもいい状態を維持していきましょう。

そうだね。歯磨きがんばるよ。

 それはとても大切ですね。どうしても難しいところはこちらでケアしますので、定期的なメインテナンスの受診をおすすめします。

 ○○さんの毎日のお手入れと、こちらのケアの両方がうまくいくと、今のよい状態を維持できますよ。

なるほど。じゃあ、次はいつ来ればいい？

◎ 治療が終了した患者さんに響く言葉を考えよう

　治療期間中は、口腔内が不快だったり咀嚼に不自由を感じていたりすることが多いことから、普段は感じない「口腔の健康のありがたみ」を実感している時期といえます。そのためメインテナンス通院は治療中からすすめることが効果的ですが（Scene 44 参照）、悩みから開放された治療終了時も、メインテナンス通院の価値を伝えるベストタイミングの1つといえます。

　フレーズ 202 の「とてもよくなった」や、フレーズ 203 の「問題が起きないように」というメッセージは、治療中に我慢してきた患者さんにとって納得のいく言葉なので、ぜひ活用しましょう。

◎「まだ通わなきゃいけないの？」という患者さんには

　フレーズ 202 や 203 を伝えると、「治療が終わったばかりなのに、また通う必要があるのか」といった反応を示す患者さんもいます。多くの人にとって歯科医院は「できれば行きたくないところ」であることを踏まえると、「悪いところは治したいけれど、治療が終わったらできれば歯科医院に行きたくない」という心理は理解できます。そんな患者さんにはフレーズ 204 を伝え、「必要以上に行かなくてもいいようにするのがメインテナンス」ということを説明しましょう。

　フレーズ 205 はメインテナンスで行う内容について説明するフレーズですが、ここで注意したいのは、「メインテナンスに行けば、なんでもやってくれるんだ」と患者さんが誤解してしまうおそれがあることです。「面倒くさがりなので、これからはお任せします」のように依存の気配を感じたら、メインテナンスとセルフケアの位置づけをしっかり伝える必要があります。以前、「メインテナンスに通院されることは間違いなくいいことなのですが、3か月に一度のメインテナンスは 90 日のうちのたった 1 日にすぎません。残りの 89 日は、やはりご自身でのケアをしっかりしていただかないと健康は維持できないのですよ」のように具体的なイメージを伝えたところ、患者さんの誤解が解けたことがありました。

　「メインテナンスに来てください」とお願いして来院してもらうのではなく、メインテナンスによるメリットを患者さんが認識し、自分の意思で来院するように働きかけることが大切です。

3か月ごとのメインテナンスのイメージ

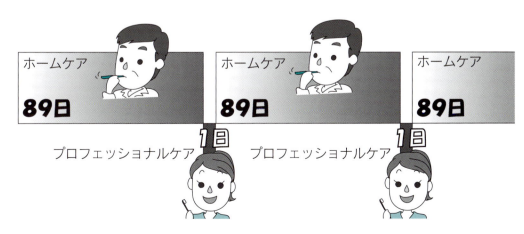

コラム　先輩からのアドバイス ⑤

患者さんに合わせてバリエーションをつけよう

川嶋紀子

●こんなはずじゃなかった

就職してからいろいろなことにつまずきましたが、中でももっとも苦手なのが患者さんとコミュニケーションをとることでした。「歯科衛生士の仕事は、歯周治療や予防処置をすることだ」と思い、そういう仕事内容の医院を選んで就職しました。ところが技術的なこと以上に、患者さんと話をしなくてはいけない、患者さんが健康行動に移れるようなモチベーションを持てるようにしなくてはいけないということが必要な仕事だとわかったときに、「私は向いていない職場に就職してしまった」と感じました。

それでも、うまく関われたときはうれしくもあり、なんとか上達したいと思っていました。

●「4つのタイプ分け」との出会い

コミュニケーションが苦手な私は、カウンセリングセミナーを受けたり、ビジネス本コーナーを物色したりと、なんとかうまくできるようになりたいと思っていました。カウンセリングで学んだことを意識的に使っているうちに、少しずつ相手のことを見るゆとりがでてきました。しかし、話しやすい患者さんはいいのですが、怖い感じの患者さんには内心ビクビクしていました。

そんなときに出会ったのが、人を
- 自分の思いどおりに物事を引っ張る「コントローラー」
- 冷静沈着、感情を表に出さない「アナライザー」
- 情熱的に動く行動派の「プロモーター」
- 人の気持ちや和を尊重する「サポーター」

の4つに分類するコーチングの「4つのタイプ分け」です。これを知ったときには、「タイプによって自分とこんなに違う考えかたをするんだ！」と驚きました。このタイプ分けによると、たとえば怖い患者さんだと思っていた人はコントローラーで、ただ単に結論を求めているだけであり、コントローラーに適した話しかたをしたところ、「わかった、やる」とあっさり理解し行動しました。その患者さんは怖い人じゃなかったのに、自分で勝手に決めつけていたとわかりました。

同じフレーズでも、キッパリ言う、柔らかく言う、言う順番を変えるなど、いろいろなバリエーションがあります。相手に合わせ使い分けることがポイントです。もちろん、くっきり4つにタイプ分けできるわけではないのですが、私のようなコミュニケーションが苦手な人には役に立つ、わかりやすいツールだと思います。

●自己分析にも使えるタイプ分け

後日、数名の歯科衛生士に「タイプ分けを考えてやってる？」と聞いたところ、みな「特別に意識してない」と答えたので、とても驚きました。私にとって最高のツールなのに、どうして？　どうやら、他の人は無意識にやっているそうです。正直なところ、みんなのスキルがうらやましいと感じました。しかし、この4つのタイプ分けを自分にあてはめてみると、いろいろ理屈を考えながらやるというのが自分の性格だとわかりました。結果、「それならそれを生かそう、無意識にできなくたっていいじゃないか！」と開き直ることができ、以前ほど他の人がうらやましいと思わなくなりました。このように、自分の長所・短所を知るにも、このタイプ分けは使えるのです。

＊　＊　＊

※「4つのタイプ分け」についての詳細は、専門の書籍をお読みください。

CHAPTER 6

ホームケアの充実・改善を目指す会話例

Scene 46　歯磨き習慣を確認する会話例
Scene 47　歯磨剤の使用状況を確認する会話例
Scene 48　フッ化物の使用をすすめる会話例
Scene 49　歯肉縁上のプラークコントロールの目的を説明する会話例
Scene 50　プラークコントロール向上をうながす会話例
Scene 51　歯間清掃の重要性を伝える会話例

Scene 46　歯磨き習慣を確認する会話例

基本フレーズ

フレーズ No.	
206	1日何回歯を磨きますか？いつ磨きますか？
207	どのような歯ブラシを使っていますか？
208	何分くらい歯を磨きますか？
209	歯ブラシ以外の道具は何か使いますか？
210	うがい薬（洗口剤）は使いますか？

応用フレーズ

フレーズ No.	
211	ここは、いつもどのように磨いていますか？

◎ 問診票で確認していることでも、改めて質問する

　フレーズ206〜210の内容は、すでに問診票で確認していることかもしれませんが、あえてもう一度質問もしくは確認してみましょう。たとえば「電動歯ブラシを使っている」と問診票に記載があったとしたら、フレーズ207を「電動歯ブラシを使っているそうですが、それを選んだ理由は何かありますか？」のようにアレンジして話を膨らませてみましょう。「パッパッと磨きたいから」「手で磨くよりもよく落ちるって聞いたから」など、いろいろな考えや価値観を聞き出すことができるでしょう。

　以下に、各フレーズで聞き取りたい情報をまとめました。それぞれのフレーズに、「なぜそうしているのか？」という質問を加えることで、患者さんがどんなことを考えて行動しているのか、だんだんと見えてくるようになります。

フレーズ206　起床後、朝食後、昼食後、夕食後、間食後、就寝前など、具体的にいつ磨いているか

フレーズ207　それを選んだ理由、使用歴、使用時間

フレーズ208　磨くタイミング毎に確認

フレーズ209　どんな道具を使っているか、それを選んだ理由、どのタイミングで使っているか、どの順番で使っているか、以前使ったことがあるか、使わなくなった理由

フレーズ210　使う目的、それを選んだ理由

◎ アドバイスを加えることで、よりよい習慣に変わる可能性もある

　以前、「朝食前に磨きます」と答えた患者さんがいました。その理由を聞いてみると、「朝起きると口の中が気持ち悪いから、口の中をきれいにしてから朝食を食べようと思って」とのことでした。その理由に対し筆者は、「寝ているあいだは唾液が減り、起床後は細菌が増えている状態なので、『歯磨きして細菌を減らしてから朝食を食べる』というのは理にかなっていますね」と答えました。患者さんは「でしょ〜」と満足気な顔をしていましたが、筆者は「歯磨きしないで寝ると、寝ているあいだに細菌が増えるので、翌朝口の中が気持ち悪いのかもしれません。寝る前に歯を磨いてみたら、翌朝の口の中の感じが変わるかもしれませんよ」と、先ほどと同じような表現をあえて使って提案してみました。患者さんは、「なるほど、そうかもしれないね」といった反応を示しました。

　このように、患者さんの習慣（＝こだわりや考え）に対し根拠あるアドバイスを加えることでよりよい習慣にかわる可能性があるならば、積極的に提案する価値があります。

◎ 疑問点は質問してみよう

　「全体的によく磨けているけれど、ここだけプラークが残っている。なぜ？」と疑問を感じることがあると思います。そのときはフレーズ211のようにピンポイントで質問し、実際に歯ブラシを当ててもらうといいでしょう。何も言わず歯ブラシを当ててくれる患者さんもいれば、「ここすっきりしないんだ」と申告してくる患者さんもいます。ブラッシングを再現してもらったら、「全体的によく落とせているのに、ここに残っていたので、どうされたのかな？と思いまして」のように質問理由を伝えます。プラークが残っていたことに気がついていなかった患者さんも、その部位に興味を持つことでしょう。

Scene 47

CPM

歯磨剤の使用状況を確認する会話例

基本フレーズ

フレーズ No.	
212	歯磨き剤は使いますか？
213	何を使っていますか？
214	何を基準に選んでいますか？
215	フッ素は入っていますか？
216	使わない理由は、何かありますか？
217	磨いた後、ブクブクうがいは何回しますか？

▶ 会話イメージ ◀

 歯磨き剤は使っていますか？

 使っていません。歯が削れるって、前に聞いたことがあるから。

 たしかに、使いかたを間違えると削れる場合もあります。

 正しく使えば、歯を削ることなく、またフッ素の効果もあるので、むし歯予防によいですよ。

 あぁ、フッ素は歯にいいのか……。でもやっぱり歯が削れそうで心配だなぁ。

◉目的をもって歯磨剤を選択している患者さんも多い

　歯磨剤の使用状況を確認する上での最重要課題は、フッ化物配合歯磨剤を患者さんが使用しているか、です。単刀直入に使用状況を確認してもよいですが、質問を膨らますことで、患者さんの健康観や今後の指導方針を左右する多くの情報を得ることができます。フレーズ212で歯磨剤使用の有無を確認し、ハイならばフレーズ213や214に、イイエならばフレーズ216へと展開し、オープンクエスチョンを駆使して情報収集しましょう

　フレーズ213の質問に対し、すぐに正しい銘柄を回答できる患者さんもいれば、「青地に白い文字の」のように雰囲気で答える患者さんもいます。患者さんから使用している歯磨剤を聞いたら、フレーズ214で患者さんの考えや価値観を聞いてみましょう。患者さんから、いろいろな回答が出てくると思います。

　たとえば、「ホワイトニング効果」「歯周病予防」という商品パッケージに記載されている効果を期待して選択しているという回答をよく耳にします。これらは患者さんのニーズとして受け止め、ニーズに応える方法を考えましょう。また、「特売品を選んで買っている」のように、特に目的意識のない患者さんもいます（もちろん「リーズナブルなものを」という目的意識はあります）。

　市場に出ている9割の歯磨剤にフッ化物が配合されていることから、確率でいえばフッ化物配合歯磨剤を選ぶ患者さんが多いと思います。しかし配合されていない歯磨剤を選んでいる患者さんは、「フッ素は体に悪い」「添加物が気になる」などこだわりを持っているかもしれないので、フレーズ214や、「その歯磨き剤を選んだ理由は何でしょうか？」のように選択基準をしっかり確認しましょう。

　また、う蝕リスクが高いにも関わらず歯周病予防用歯磨剤（フッ化物未配合）を選んでいる場合は、「むし歯がたくさんできているので、歯周病予防よりもむし歯予防に重点をおくために、むし歯予防用の歯磨き剤の使用をおすすめします」のように歯磨剤選択のポイントを伝えましょう。

◉歯磨剤不使用の患者さんには

　フレーズ212にて「歯磨剤を使わない」と回答した患者さんには、フレーズ216で理由を聞いてみましょう。こういった患者さんは、「研磨剤で歯が削れるから」「合成洗剤や添加物が嫌だ」など、明確な意識を持っていることが多いです。そういった患者さんに対し、無理にフッ化物配合歯磨剤の使用をすすめることはNGです。フッ化物応用としてフッ化物洗口剤を紹介することもありますが、「それでも嫌だ」という患者さんには、飲食回数の改善とメインテナンスに重点をおいたう蝕予防プログラムを立案しましょう。

◉ブクブクうがいの回数は1〜2回

　フレーズ217で普段の患者さんのうがいの回数を確認した後、「フッ化物を口腔内にとどめるにはブクブクうがいの回数を1〜2回にすることが大事である」ことを伝えましょう。

　患者さんの多くは、このうがいのしかたを知りません。「それでは歯磨き剤の成分が落とせないのでは？」と質問してくる患者さんもいるでしょう。そんな患者さんには、1〜2回うがいをすれば十分落とせることを伝えましょう（Scene 48参照）。

Scene 48

CPM フッ化物の使用をすすめる会話例

基本フレーズ

フレーズNo.

218 フッ素入り歯磨き剤を正しく使うことで、むし歯の予防効果が上がります。

219 フッ素は緑茶や海藻にも含まれている、自然界に存在する成分です。

220 歯科医師や歯科衛生士の指導のもと正しく使用すれば、心配はありません。

▶ 会話イメージ ◀

　フッ素入り歯磨き剤を使うと、むし歯の予防効果が高まりますよ。

えー。できれば使いたくないんですけど。「フッ素は身体に悪い」ってネットでよく見るし……。　

　正しく使えば問題はありませんよ。フッ素はお茶や海藻にも含まれていますし。

じゃあ、お茶を飲めばいいんじゃない？　私、お茶はよく飲むわ。だからOKね。　

　残念ながら、お茶に含まれているフッ素濃度では、むし歯予防には効果はないんです。

そう……。じゃぁフッ素入り歯磨き剤のほうがいいのかしら。　

　そうですね。安全でむし歯予防に効果的なフッ素入り歯磨き剤の使いかたがあるのですが、興味はありますか？

◎正しい使いかたを伝えるまでが1セット

フレーズ218は、「むし歯の発症を3～5割防ぐことができます」のように数値を示しながら使うと説得力が高まります。フレーズ218に続けて次の応用方法を伝えましょう。

- 歯ブラシの毛束3分の2の量の歯磨剤を使用すること
- うがいは2回までにとどめること

「うがい2回」については、「気持ちわるい」「もっとしたい」という患者さんも多いです。患者さんに、なぜ2回にとどめるのが嫌なのかその理由をよく聞いて、具体的な改善策を提案してみましょう。たとえば「食べかすなどが洗い流せていない気がする」という患者さんに対しては、「何もつけずに磨いてよくうがいをした後、歯磨剤をつけて磨きなおし、1～2回のうがいですます」のようにアドバイスします。

なお、説明後も「もっとうがいしたい」という患者さんに対しては、無理強いしないようにしましょう。

◎フッ化物に悪いイメージを持っている患者さんもいる

う蝕予防にはフッ化物応用は欠かせないものではありますが、患者さんの健康観や誤解から、フッ化物応用を拒む患者さんもいます。

最近の患者さんは、書籍やインターネットなどで情報を収集し、その人なりの結論を持っていることが多いです。フッ化物応用を患者さんに説明する際は、ただ「う蝕予防にはフッ化物が必要」とするのではなく、正しい知識に基づいたフッ化物応用の安全性と効果をきちんと伝えるようにしましょう。フッ化物使用を無理強いしてはいけません。

たとえば薬や添加物について抵抗感を持っている患者さんであれば、フレーズ219のように自然界に存在する成分であることを伝えると安心することがあります。フッ素の薬害に敏感になっている患者さんであれば、う蝕予防に用いるフッ化物ではそれらを引き起こす可能性は限りなく低いことを具体的な数値を示しながら伝えるといいでしょう。

フッ素による急性中毒については、

- 急性中毒量は、体重1kgあたりフッ素として約2mgであること。
- 約20kgの6歳時であれば、歯磨剤チューブ(950ppm／60g)1.7本を一度に飲まなければ急性中毒を起こさないこと。
- 約60kgの大人であれば、歯磨剤チューブ5本を一気に飲まなければ急性中毒を起こさないこと。

を説明し、「歯磨剤に含まれている程度のフッ素であれば、飲み込まずに吐き出すので、まったく問題はありません」と伝えましょう。

また、慢性中毒である斑状歯(歯牙フッ素症)や骨硬化症(骨フッ素症)については、

- 斑状歯は、適量の2～3倍以上のフッ素を、顎の骨の中で歯ができ始めるときに長年にわたって摂取した場合に起こること。
- 骨硬化症は、適量の約10倍以上を数十年間摂取した場合に起こることがあること。

を説明し、フレーズ220や、「薬と同じで、正しく使えば身体に問題はありません」などと伝えてみましょう。

Scene 49

C P M

歯肉縁上のプラークコントロールの目的を説明する会話例

歯周病リスクの高い患者さんへの展開例

フレーズNo.

221 歯周病を食い止めるには原因を少なくすることが大事ですが、どうすればいいと思いますか？

222 プラークコントロールとは、原因である細菌を自分の抵抗力で抑えておけるだけの量にしておくことです。

223 １日１回、ていねいな歯磨きが歯を守る秘訣です。

▶ 会話イメージ ◀

昼はなかなか歯を磨けないんだよなぁ。

ていねいに歯磨きするならば、１日１回でも大丈夫ですよ。

え、本当？

プラークコントロールの目的は、歯周病の原因の細菌を〇〇さんの抵抗力で抑えておけるだけの量に減らすことなんですよ。

そうか。じゃあ、夜にしっかり磨こうかな。ちょっと安心した。

◎病因論が理解できれば自然と理解できる・行動するようになる

　歯肉縁上のプラークコントロールの目的の説明は、う蝕・歯周病の病因論の説明とセットにして行うことがポイントです。患者さんが、「むし歯はプラークの細菌が産生する酸により発症する」「歯周病の原因は細菌である」ことを理解していれば、「プラークコントロールは細菌を除去することが目的である」と自然につながっていくからです。ゆえにフレーズ221の質問に対し「食べかすを取る」といった回答があった場合は、再び病因論の説明をする必要があると判断できます。

　患者さんがプラークコントロールの目的を理解すれば、「どうやったら落ちるのか」とみずから考えたり質問するようになります。これはブラッシング技術向上のチャンスです。こちらから「このように磨いてください」「こうやって歯ブラシを当てましょう」と発信するよりも、患者さんから発信された疑問に対しアドバイスしていくほうが、その患者さんに適したプラークコントロール方法をつくり上げることができるでしょう。

◎プラークコントロールのゴールは明確に

　病因論を理解すると、「細菌を完全に除去したい」と考えてしまう患者さんがいます。そのような心理は理解できますが、実際に細菌を完全に除去することは不可能であり、それを実現しようと過度なブラッシングを行うと歯肉退縮を引き起こす可能性もあるので、プラークコントロールではそこまで求めていないことを伝える必要があります。フレーズ222にてプラークコントロールのゴールを明確にし、かつその方法としてフレーズ223を伝えましょう。

　フレーズ223は、「細菌をしっかり落とさないといけないが、歯磨きにそんなに時間がとれない」とまじめに考えてしまう患者さんにとっては救いになるようです。プラークが形成されるまで24時間かかることもあわせて説明することで、1日1回ていねいに磨くだけで十分であることに納得することでしょう。

Scene 50
CPM プラークコントロール向上をうながす会話例

基本フレーズ

フレーズNo.

224 磨き残しは細菌の塊です。

225 いつも同じところに磨き残しがあると、そこからむし歯になります（歯ぐきの炎症が起こります）。

応用フレーズ

フレーズNo.

226 まずはプラークが残りやすい場所から磨いてみましょう。

227 1日1回、どこかで丁寧に歯磨きする時間を作ることはできますか？

228 ここはどのように磨いたら落とせると思いますか？

229 歯の表面はきれいに磨けていますが、歯ぐきの近くに残りやすいみたいですね。

◎ プラークを落とす理由を伝える

　ブラッシングにてプラークコントロールする目的は「細菌によるう蝕や歯周病の発症を予防すること」です。日々のプラークコントロールでは、常に100％プラークフリーにする必要はありませんが、いつも同じ場所にプラークが残っている場合などでは、プラークコントロールの向上をうながすべきでしょう。

　フレーズ224、225を軸に、患者さんの個性やブラッシングの状態にあわせてフレーズ226〜229を選択し伝えます。

◎ 原因別に伝えたいことの焦点を変える

　フレーズ226〜229を使う際は、なぜこの患者さんはプラークコントロール不良なのか、原因を考えることが大事です。歯磨き習慣が定着しない、磨いている時間が短すぎる、技術が伴わない――プラークコントロール不良の原因はさまざまです。そしてその背景には、正確な知識の不足や不規則な生活リズム、性格など、患者さん固有の理由が見え隠れします。患者さんにブラッシング指導する際は、そこを踏み外してはいけません。

　たとえば歯磨き習慣が定着しない、磨いている時間が短すぎる患者さんにはフレーズ226や227を、技術が伴わない患者さんであればフレーズ228を用いるなど適宜選択しましょう。また、フレーズ229は磨けているところをまず示し、「歯ぐき近くも磨ければもっとよくなる」としています。「ここに残っている」とストレートに伝えるのではなく、「患者さんのよいところを伸ばす」といった発想で臨んでみましょう。

　なお、患者さんに対し無理強いはNGです。プラークコントロール不良の患者さんに対して、私たちが「改善して欲しい」と思うのはやむを得ないことでしょう。しかし患者さんの関心や価値観はさまざまであることから、いくら「口腔の健康のため」と説明しても、すれ違いが生じることも多々あります。筆者らは、患者さんを追い詰めるのではなく、改善可能な方法を提案しサポートしていくことが大事であると考えています。

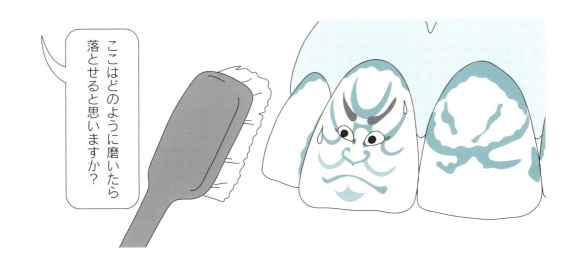

Scene **51**
CPM
歯間清掃の重要性を伝える会話例

基本フレーズ

フレーズ No.

230 歯と歯のあいだのお掃除をしたことはありますか？

231 ここに出血があるので歯周病が進行する可能性があります。歯と歯のあいだのお掃除を行うと出血が減り、歯周病の治療効果が上がりますよ。

232 歯と歯のあいだは唾液もいきわたりにくくプラークもたまりやすいため、むし歯にもなりやすい場所です。むし歯予防のためにも、歯と歯のあいだのお掃除が欠かせません。

応用フレーズ

フレーズ No.

233 歯ブラシで落としたいところはよく磨けているので、歯ブラシの時間を少し、歯と歯のあいだのお掃除に使ってみませんか？

◎無理のない提案から始めよう

　CMや健康情報番組の影響からか、歯間清掃の重要性については多くの患者さんが理解しています。しかしフレーズ230で質問すると、「やったほうがいいことはわかっているけれど、なかなか時間が取れなくて、やっていない」と回答する患者さんがよく見られます。そのような患者さんに対しては、患者さんが負担を感じない程度の、無理のない提案から始めてみましょう

　たとえば、「毎日するのが理想ですが、2日に1回でも効果がありますよ」「今日は上の歯、明日は下の歯、のように交互に行ってもいいですよ」のような提案は、患者さんの抱く歯間清掃のハードルをぐっと下げる可能性があります。フレーズ233のように、患者さんの長所を刺激しながら導入をうながすのもいいかもしれません。ひとまず患者さんが歯間清掃の効果を実感することを目指しましょう。

◎口腔内の状態と合わせて必要性を説く

　現実的に歯間清掃を今すぐにでも開始したほうがよい患者さんに対しては、客観的な事実を伝えながら歯間清掃の必要性を説くことが大事です。フレーズ231では出血をキーワードにしていますが、

- ポケットの深さ（頰舌側よりも歯間部のほうがポケットが深い）
- 歯間乳頭の腫脹

などもわかりやすいキーワードといえます。本人のプロービングチャートと口腔内写真を見せながらフレーズ231を伝えることで、患者さんはその必要性を認識するでしょう。

　「むし歯予防にも効果がありますよ」としてフレーズ232をあわせて伝えるのもおすすめです。

▶ 会話イメージ ◀

歯と歯のあいだのお掃除をしたことはありますか？

前にやったことはあるけど、面倒でね。
歯ブラシはていねいにやってるよ。

そうですね。歯ブラシで届くところはよい状態です。

ただ、歯と歯のあいだに出血があるので、歯周病が進行する可能性があります。ここの掃除を行うと出血が減り、歯周病も改善に向かいますよ。

やっぱ、やったほうがいいかなぁ。

コラム　先輩からのアドバイス ⑥

家族や友人で練習してみよう

浜端町子

●身近な人に説明してみよう

患者さんを目の前にして、頭が真っ白になったことはありませんか？　伝えなければいけないことがたくさんありすぎて、何から伝えたらよいのかわからなかったり、頭の中ではいろいろ考えて準備したつもりでも、いざ言葉にすると、なかなか上手くいかなかったり……。

そんなあなたにおすすめしたいのが、まずは身近な人を相手に説明することです。家族や友人を患者さんに見立て、言葉にして練習をするのです。

- わかりにくいところはなかったか
- 専門用語を使っていなかったか
- イメージがわかないことはなかったか

これらは、直接患者さんに確認しづらいものですが、練習なので気軽にそれができます。

私は、母親に患者役を演じてもらい、練習してみました。一通り私のイメージする理想的な説明をした後、上記を聞いてみたところ、

「大丈夫だったよ」
「とてもわかりやすかったよ」
「特にこの写真を使って説明してくれたのがよかった」

などと言ってくれました。これは大きな自信になりました。

●ロールプレイで経験を積む

このような練習は、一般的に「ロールプレイ」と言われています。ロールプレイは、いろいろな場面を設定していろいろな疑似体験することで、本番であがってしまったりすることなく適切な対応ができるようにトレーニングすることです。患者さんとの会話や説明のしかたを練習する医療現場のみならず、ビジネスマナーの練習や接客のしかたなど、さまざまな業種で取り入れられています。

私も母親や友人に、「ちょっと気難しそうな人を演じてみて」とお願いしたり、あえて何も要求せずに自由に演じてもらったりと、いろいろなシチュエーションで練習してみたところ、実際に患者さんを前にしても、余裕を持って落ち着いて話すことができるようになりました。

●評価してもらうことが大事

ロールプレイは、チェアサイドでなくてもできる練習法です。家族や同期の歯科衛生士、院長や他業種の友人などに患者役をお願いして、皆さんもやってみましょう。

ポイントは、ロールプレイの後に「私の説明から何を得ることができたか？」を患者役の人に聞くことです。もし自分の伝えたいことが相手に伝わっていなかったとしたら、「どんな表現や話しかたをしたら伝わったか」を聞いてみましょう。患者役が先輩や院長だったら、きっと経験談も聞かせてくれることでしょう。また、自分のいいところも聞いてみましょう。自分の短所が見えないと同様に、長所も見えにくいものです。

最初はきっと「恥ずかしい」という気持ちがあるかと思いますが、少しずつ慣れていきます。あなたの成長にきっと役立ちますので、ぜひ取り入れてみましょう。

CHAPTER 7

メインテナンス時に使いたい会話例

Scene 52　情報収集のきっかけに使える会話例
Scene 53　患者さんの関心がどこにあるかを把握する会話例
Scene 54　口腔内のリスクコントロール方法を覚えているか確認する会話例
Scene 55　う蝕リスクが高いメインテナンス患者さんとの会話例
Scene 56　歯周病リスクが高いメインテナンス患者さんとの会話例
Scene 57　ブラッシング指導をマンネリにしない会話例
Scene 58　メインテナンス来院が不定期になりがちな患者さんとの会話例
Scene 59　歯磨き習慣の変化を確認する会話例
Scene 60　良好に維持できていることを伝える会話例
Scene 61　プラークコントロール低下が見られた際の会話例

Scene 52

CPM

情報収集のきっかけに使える会話例

基本フレーズ

フレーズNo.

234 お変わりなかったですか？

235 いつものところはいかがですか？

236 前回購入されたフロスは、使ってみていかがでしたか？

応用フレーズ

フレーズNo.

237 その後、整形外科って今もひと月に1回通っていらっしゃるのですか？

238 最近、血圧はいかがですか？

239 この前おっしゃっていた旅行はいかがでしたか？

240 お孫さんって、来年から小学生ですよね？

◎今日までの数か月間の変化を聞いてみる

　患者さんがメインテナンスに来院したら、まずはフレーズ234のように「今日の来院までの数か月間に変化がなかったか」を聞いてみましょう。ポイントはオープンクエスチョンで質問することです。口腔内に現れる変化は生活習慣や全身疾患によって生じるものも多いことから、どんな些細な変化でも確認したいものです。「お口の中で気になることはありますか？」のように口腔内の不具合に限定した質問ではなく、もっと広く情報を収集できる質問から始めてみましょう。

　このとき、患者さんの表情や服装などもよく観察しましょう。「今日は疲れ気味だな」「今日はラフな服装だ」のようにこれまでと違うようすが見られたら、患者さんに何か変化が生じた可能性があります。

◎助け舟は具体的に

　オープンクエスチョンに対し、積極的に回答してくれる患者さんばかりではありません。患者さんが答えにくい、何を聞かれているかわからない、といったようすが見られたら、助け舟を出してみましょう。

　助け舟は、患者さんに関係する内容が効果的です。たとえばフレーズ235のようにこれまで患者さんが気にしていた場所の現状を確認したり、フレーズ236のように前回提案した内容がどうなったのか、具体的に質問してみます。

　患者さんに関係する内容を質問することで、患者さんは「ちゃんと自分のことわかってくれているんだ」と感じ、それをきっかけにいろいろなことを話すようになります。

◎これまで得られた情報をネタに質問してみる

　メインテナンスにおいては、治療期間中やこれまでの来院で患者さんから聞いた情報を、あらためて質問してみましょう。思わぬ変化を聞き出すきっかけになります。特に全身疾患（持病）に関する質問は積極的に行いましょう。フレーズ237や238のように質問した結果、コントロール状態や服用薬などに変化があった場合は、「もう少し詳しくお聞きしてもよろしいですか？」のようにつなげていきます。

　フレーズ239や240のように歯科に関係のないように見える質問も、患者さんの生活の変化を知るきっかけになることがあるので積極的に聞いてみましょう。「旅行以来、腫れているような気がする」や「孫の面倒で疲れちゃって歯も磨けない」といった情報を得られることもあります。

　もちろん、単に楽しく話がはずむこともあります。そんなときは時間の許すかぎり患者さんと会話を楽しみましょう。患者さんの緊張した心をほぐしたり、患者さんとの信頼関係構築の一助になります。

Scene 53

CPM

患者さんの関心がどこにあるかを把握する会話例

基本フレーズ

フレーズ No.

241 何か気になるところはありますか？

242 歯磨きのとき、どこを意識して磨いていますか？

243 ご自分で歯のざらつきや汚れが気になってきたようなところはありますか？

▶ **会話イメージ** ◀

 歯磨きのとき、どこを意識して磨いていますか？

歯の裏側かな。

 特に下の歯の裏側は歯周病の状態も思わしくないので、しっかり歯ブラシを当てていただきたいところです。フロスは使われていますか？

歯ブラシは何とかできるんだけれど、フロスはさぼりがちで……。

 たしかに、ちょっと面倒に感じることもありますよね。私も毎日はできませんし……。

 ところで○○さんは、フロスをいつ使用されますか？（・・・と話を広げる）

◎患者さんの関心が見える

　メインテナンスにて口腔の健康状態を保っていくには、患者さんの関心が今どこにあるのかを把握し、それに答えていくことも欠かせません。フレーズ241のようにオープンクエスチョンをして、些細なことでも気軽に話してもらうようにしましょう。たとえば「いつもここがザラザラしているような気がする」や「腫れているような気がする」といったことが出てきたら、そこを優先的にケアします。得てして「患者さんが気にしていること」と「患者さんに気にしてほしいこと」は一致しませんが、患者満足の観点から患者さんのニーズに応えることを優先しましょう。

　なお、「患者さんに気にしてほしいこと」は「患者さんが気にしていること」を聞いた後に伝えることがポイントです。最初にこちらの考えを伝えると、患者さんは自分の思いを話しにくくなります。患者さんに自由に答えてもらった後に、「ここはどうやって磨いていますか？」とリスク部位のブラッシング方法を質問することで、患者さんの関心事にリスク部位を加えることができるでしょう。

◎「別に…」の裏には何かあるかも

　フレーズ241のようなオープンクエスチョンをすると、「別に…」と返答する患者さんもいます。そんなときは「別に…」の裏に潜む本心を一度探ってみましょう。もしかしたら、「実践していないことを正直に言えない」「実践しているけれど、できていないと指摘されるんじゃないか」のように負い目を感じているかもしれません。まず「何もなくてよかったですね」と返し、場合によっては「舌触りはどうですか？」「出血などはありませんか？」などと助け舟を出してみるのも一案です。

◎具体的な質問で焦点を絞る

　フレーズ242や243のように「歯磨きのとき」「歯のざらつき」といったキーワードを交えることで、セルフケアに対する関心を聞き出すことができます。

　たとえばフレーズ242は、まだメインテナンス通院歴が少なくブラッシングの癖や関心事を把握していない患者さんに使うことで、多くの情報を引き出すことができるでしょう。フレーズ243は、治療期間中から歯のざらつきや汚れを気にしていた患者さんに使うことで、治療やメインテナンスを経て悩みごとが解消できたかどうか、新たな悩みごとが生じていないかなどを把握することができます。逆に、あきらかに汚れているにもかかわらずフレーズ241に対して「特にない」と回答した患者さんに質問することで、意識をそこに向けることもできます。

Scene 54

CPM

口腔内のリスクコントロール方法を覚えているか確認する会話例

基本フレーズ

フレーズ No.	
244	普段の生活で特に気をつけていることはありますか？
245	右下、いかがでしたか？
246	歯磨きの際の出血は、あれからいかがですか？

応用フレーズ

フレーズ No.	
247	最後にフロスを使ったのはいつですか？

◎まずは患者さんがどこに関心を向けているか聞いてみる

メインテナンスにおいては、患者さんが自分のリスクを把握し、日常の習慣としてリスクコントロールを実践していることが重要です。まずフレーズ244のようなオープンクエスチョンで質問してみましょう。「以前教えてもらったように、ここはこのように磨いています」と回答する患者さんもいれば、「健康のために歩くようにしています」といった健康全体に対する回答をする患者さんもいます。「特になにもない」といった回答もあるでしょう。口腔内のリスクコントロール以外の回答があったりすると、「これまでアドバイスしたことを忘れてしまったのかな？」と思いがちですが、どの回答も患者さんの健康に対する関心がどこに向いているかを示しているので、受け止めることが大事です。

なお、「健康のために歩いている」のように一見すると口腔内のリスクコントロールに関係のない回答のようでも、「暑いので熱中症が心配ですが、何か飲まれたりしますか？」と質問してみると、「スポーツドリンクよりもお茶のほうがいいって言っていたから、麦茶を持ち歩いてるよ」のようにリスクコントロールを実践しているようすを知ることができます（逆に、スポーツドリンク常飲のリスクが見つかることもあります）。また、「お口の中のことではいかがですか？」と範囲を狭めた質問をしてみることで、「ああ、そっちのことか。ちゃんと歯磨き後のうがいは2回にしているよ」のように回答する患者さんもいます。

◎具体的な部位を示して聞いてみる

フレーズ245や246はきわめて限定的な質問ですが、前回から今日までのあいだ患者さんがどれだけ関心を持っていたのかを把握することができる質問です。「だいぶよくなってきたよ」「がんばって磨いているよ」といった回答があり、その部位に結果が現れていた場合は、改善したことを伝えましょう。「歯ぐきの赤みが引いていますよ！」「歯と歯のあいだのプラークが落ちていますね！」のように具体的に伝えると、患者さんのやる気もさらに高まります。

一方、この質問に対し「え、何のこと？」のような回答があった場合は、前回の内容について説明し、改めて今回までの状態を患者さんに聞いてみましょう。

◎習慣化の確認のしかた

デンタルフロスや歯間ブラシは、プラークコントロールの中でもハードルの高いものといえます。そのため治療中に処方する際は、「毎日するのが理想ですが、まずは上下1日おきにするのはどうですか？」などハードルを下げた提案をすることがあります。ではメインテナンスに入った今、この患者さんの歯間清掃は定着しているのでしょうか？　気になりますよね。

そんなときはフレーズ247にて質問してみましょう。「何日毎に使っていますか？」と質問してもいいですが、「最後に使ったのはいつ？」とすることで、「昨日」「一昨日」のように具体的な答えを得ることができます。このとき、「3日くらい前」などあいまいな答え帰ってきた場合は、習慣化までは至っていない可能性があります。

なお、「言われたとおりにやっているけど、できない」「言われたとおりにやっていない」「その話には触れてほしくない」など、患者さんにはいろいろな事情や思いがあります。どのような回答であっても受け入れ、無理なく定着する方法を考え提案しましょう。

Scene 55

CPM

う蝕リスクが高いメインテナンス患者さんとの会話例

基本フレーズ

フレーズ No.

248 食べたり飲んだりする回数はいかがですか？

249 最近、飴（スポーツドリンク）はいかがですか？

250 フッ素の使用は続いていますか？

251 歯磨き後のうがいは何回していますか？

▶ 会話イメージ ◀

　フッ素入りの歯磨き剤は使っていますか？

夜は使っているけれど、朝はササッと磨くから、使っていないです　

　ササッと磨いただけではプラークは落ちないので、そんなときこそフッ素の効果を期待して、歯磨き剤をつけたほうがいいですよ。

そうなのね。じゃあつけてみます。

◎ メインテナンス時には、けっこう忘れていることがある

治療期間中に伝えたリスクコントロールについて、メインテナンス時まで患者さんが覚えているとは限りません。治療中は一生懸命取り組んでいたことでも続かなくなってしまったり、「治療が終わったからもう大丈夫なのかと思った」といった誤解が生じていることもあります。いくらメインテナンスに来院していたとしても行動が続かないとう蝕が再発するおそれがあるので、フレーズ248〜251のように単刀直入に聞いてみましょう。

もし患者さんが忘れていたり行動していなかったとしても、「またむし歯になりますよ」などと突き放すような語りかけはNGです。患者さんを受け入れ、患者さんが対応策をもう一度考えるきっかけにしましょう。たとえば間食が増加していた場合は、飲食回数について改めて説明し、生活リズムの中で改善できること・できないことを整理してもらうのもよいでしょう。

◎「頭ではわかっているが実行できない」こともある

たとえばフッ化物の効果的な応用法として「歯磨き後のうがいは2回以下」があります。これについて患者さんから「2回以下にしろといわれたけれど、気持ち悪くてたくさんしてしまう」「泡が残るのが嫌だ」と申告されることがあります。つまり、患者さんは「わかっているけれどできない」のです。

このように正直に答えてくれることはとてもうれしいことです。「気持ち悪くてうがいをたくさんしてしまうのですね」「泡が残るのが嫌で2回以下にするのが難しいのですね」のように患者さんの言葉をくり返し、「あなたの気持ちは受け入れました」という姿勢を示したうえで、患者さんに代替案を提案してみましょう。

代替案は、「本当はすべて実践したほうがいいけれど、それが難しいならば、こんな方法はどうですか？」といった例を示すことがポイントです。歯磨き後のうがいの回数を減らすことに抵抗がある患者さんにはフッ化物洗口を提案してみたり、それでも習慣化が難しい場合には食習慣の見直しなどフッ化物以外での予防法を提案するのもよいでしょう。

習慣を変えていくには、焦らず長期的に関わっていくことが大切です。過度な要求を行うことでメインテナンス来院が途絶えることがないよう、代替案は患者さんに無理のないものを提案しましょう。

◎ 食習慣に関することは、変えられないこともある

以前、フレーズ249で飴について確認したところ、「やっぱり飴は手放せない。友達付き合いでどうしても欠かせない」「疲れた身体には飴の糖分が必要。自分の身体のことは自分が一番よくわかっている！俺は飴をやめない！」といった回答を得たことがありました。食習慣が原因で発症したと思われるう蝕が見つかったので、「お気持ちはわかりますが、このままですと短期間にむし歯ができてしまいます」「絶対に食べてはいけないということではなく、食べる回数とタイミングを見直すことはできませんか？」など、今後起こりうることをはっきりと伝え、代替案を提案しました。

このように食習慣に関することは、それが歯科疾患を引き起こす可能性があるとしても改善が難しい場合があります。しかしメインテナンスに通院している以上、それがリスクであることは正しく伝えなければなりません。上述のような患者さんの反応にはびっくりしてしまいますが、患者さんの気持ちを汲んだ上で代替案を提案するようにしましょう。

Scene 56

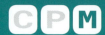

歯周病リスクが高いメインテナンス患者さんとの会話例

基本フレーズ

フレーズNo. 252 もともと歯周病は自覚症状がないので、毎日のご自宅でのケアが大切です。

フレーズNo. 253 普段はどうされていますか？

フレーズNo. 254 歯周ポケットの中の細菌はしっかり洗い流しますので、ご自宅では歯ぐきから上をしっかり磨いてください。

応用フレーズ

フレーズNo. 255 今回も腫れずによかったですね。

フレーズNo. 256 この場所は難しいのにがんばっていらっしゃいますね。

◎役割分担を覚えていますか？

　治療時に、歯肉縁上のプラークコントロールは治療の一環であり、患者さんの役割であることを伝えていることと思います（Scene 11、12 参照）。メインテナンスにおいては、患者さんがそれを覚えていて、自分のリスクに合わせたケアを行っているかを確認することが大事です。

　フレーズ 252 や 253 は、実際にどのようなプラークコントロールをしているか確認するフレーズです。フレーズ 252 に続いてフレーズ 253 を伝え、実際に磨いてもらうのもいいかもしれません。フレーズ 254 は、プロケアに入る前や「洗い流したので」とアレンジしてプロケア終了時に伝えるとよいでしょう。

◎励ましの言葉が大切

　再評価後にも深い歯周ポケットが残存してしまい、改善しないまま SPT に至っている患者さんは意外と多いものです。そのようなリスク部位を持っているにもかかわらず問題が起きなかった患者さんには、フレーズ 255 や 256 のような励ましの言葉をかけましょう。

　根分岐部や叢生、露出根面などのリスク部位は、セルフケアの難度が高い部位です。また補綴物の形態や設計によっても、セルフケアの難度が異なります。セルフケアレベルがその後の健康維持を左右するとはいえ、患者さんを追い詰め苦しめることがないようにしましょう。

▶ 会話イメージ ◀

　今回も腫れずによかったですね。

　普段はどうされていますか？

　　優しく歯ブラシを当てるようにしています。

　実際に当ててみていただけますか？

　　こんな感じでやっています。

　いいですね！　うまく当たっています。

　この場所は毛先を当てるのが難しいのに、がんばっていらっしゃいますね。

Scene 57
CPM

ブラッシング指導をマンネリにしない会話例

基本フレーズ

257 きれいにしよう！と思うとつい力が入ってしまうものですよね。でも実は歯ブラシは力を入れずに確実に当てて毛先で掃くようにしたほうが、きちんと汚れを落としてくれます。

258 毎日同じ順番で磨くよりも、日によって磨く順番を変えてみるのもよいですよ。

応用フレーズ

259 毎日完璧でなくてもいいのです。でも、一番危険なここだけは、何とか毎日ケアして欲しいです。

260 ここは特別な磨きかたをしなければならない場所です。

261 後は歯の裏側に残るだけなので、そこだけ歯ブラシの角度を確認したいのですが、よろしいですか？

262 前回は残っていたのに、今日は落ちていますね！

◎ 患者さんの負担にならない方法を考える

　誰ひとりとして同じ口腔内・生活習慣の人はいないことから、ブラッシング指導で伝えることは同じにはなりません。しかし来院のたびに同じ患者さんに同じことを伝えていては、患者さんに負担を与えてしまったり、「ここは自力ではどうしても歯ブラシが届かないのであきらめています」「すごくがんばっているのにできていないなら、自分では無理ということだと思います」のようなあきらめや依存につながってしまうことがあります。

　たとえ同じ部位のTBIであったとしても、情報提供する、歯ブラシを持って指導する、考えてもらう、成果をよろこぶなどバリエーションをつけ、患者さんの負担にならないようにしましょう。

◎ あの手この手を考えよう

　ブラッシング指導では「患者さんの磨きかたを改善したい」「歯磨き習慣を改善したい」と考えがちですが、患者さんにとってこれらは大きな変化であるので、焦らないことが大切です。少しずつの変化を期待しましょう。

　フレーズ257や258は、患者さんに「ちょっとの変化」をうながすきっかけになるフレーズです。赤染めをしながらフレーズ257を伝え、実際に患者さんに試してもらうと、「あ、本当だ」と驚くこともあるでしょう。この驚きは、磨いてほしいリスク部位のブラッシングにもよい影響を与えます。

◎ やっぱりリスク部位を磨いてほしい！

　患者さんにリスク部位を意識してもらうためには、「他とは違う」ことを強調することが定石です。フレーズ259や260は、特定部位を示しながら伝えると効果的なフレーズです。ただし、このフレーズを実際に使う際は「なぜ特別なのか」その理由を明確にする必要があります。「被せものの形」「歯並び」など、特別な理由＝リスクの理由を伝えましょう。

　また毎回、磨けていないところ・磨いて欲しいところを指導するだけでは、患者さんもうんざりしてしまいます。たとえばフレーズ261は「頬側はしっかり磨けている」ことを伝えて安心させた後、「確認したいのはそこだけ」のように限定することで、患者さんの負担を減らす工夫をしています。そして「見えない状態で磨くので、意外と磨けていない部分もあるものです」「見えなくても、磨けたかどうか舌の感触で知ることもできます」のようにつなげ、ブラッシング後の舌による確認などに話を広げることも可能です。

　フレーズ262のように、改善した部位を強調することもいいでしょう。このフレーズに続けて「どうやって磨きました？」のように話題を広げることで、患者さんの「認められた」という満足感を高め、他の部位への波及も期待できます。

Scene 58

CPM

メインテナンス来院が不定期になりがちな患者さんとの会話例

基本フレーズ

フレーズ No.

263 どれくらいの間隔なら来れそうですか？

264 半年毎のほうが通いやすいですか？

▶ 会話イメージ ◀

ちょっとここが悪くなっていますね。ポケットの中にもプラークが増えてきていますし。

え、ちゃんと磨いているんだけどな。

前回から1年くらい来院があいていますが、このペースだと悪化してしまう可能性があります。

深いポケットもあるので、できれば1か月毎の来院のほうがいいんですけれども。

1か月毎は厳しいなぁ。

どれくらいなら、来れますか？

3か月毎なら、なんとか。

では3か月毎でやってみましょう。ホームケアもがんばりましょうね。

◎「不定期来院」を「来院中断」にさせないことが大事

　メインテナンス不定期来院とは、こちらが提案した間隔どおりに来院しないことです。これは好ましくないように見えますが、本当に避けたいのは「中断」です。不定期であっても来院し続けるように働きかけたいところです。

　メインテナンスの間隔は患者さんの口腔内の状態と生活習慣に合わせて設定しますが、その間隔での来院が難しい場合は、フレーズ263や264のように率直に患者さんに聞いてみることをおすすめします。

　この質問をすると、日常生活との兼ね合いを考え悩んでしまう患者さんがいます。「先の話なので、なんとも言えない」と回答する人もいるでしょう。単純に「○か月毎」のように答えられないのが普通です。その患者さんならではの事情が見え隠れするので、患者さんとよく話をしましょう。

◎筆者の経験をご紹介

　以前、「口の中が快適だと、定期健診に来ることを忘れちゃうんだよね」と答えた患者さんがいました。「快適な状態が続いていることはとてもうれしいことなのですが、このように定期健診にお見えになるからこそ快適な状態が維持できていることを考えると、短すぎず長すぎず、問題が起こらない範囲での健診を続けたいですよね」と伝えたところ、この患者さんは「たしかにそうだよな」と納得し、定期的な来院が定着しました。

　また、「自分で診てもらいたくなったときに来ちゃダメですか？」と答えた患者さんもいました。この患者さんには、「ご自身のご都合に合わせて来院されることが楽なことは承知していますが、○○さんの場合、この場所を少しでも長く維持するためには本当は○か月毎に来院いただき、私たちがケアすることが必要なのです」のようにはっきり伝えました。

　上記2名の患者さんは、どちらもメインテナンスの意味を正しく理解していないことがうかがえます。このような患者さんには、「歯のため、歯のため」と無理強いするのはNGではあるものの、正しい情報を提供し、もう一度患者さんに考えてもらうタイミングを設けることが必要になるでしょう。

◎確認＆後押しで次回に期待

　フレーズ263や264の質問から得たい最終的な回答は、「○か月毎なら大丈夫」という具体的な期間です。これを患者さんに考えてもらい、回答があったら、「○か月毎なら来院できるのですね」とくり返し、最後に「○か月後にお待ちしています」と伝え終了します。患者さんの発言をくり返すことは、患者さんの意図を正しく受け取ったことを示すのみならず、この場合は患者さんに自覚をうながす後押しの意味もあります。

　「歯科衛生士に言われたから行く」のではなく「自分で決めたことだから行く」のほうが、患者さんの行動に繋がります。

Scene 59 CPM
歯磨き習慣の変化を確認する会話例

基本フレーズ

フレーズNo.

265 最近、何か変わったことはありましたか？

266 歯磨きは、一日の中でいつしますか？

267 歯ブラシ以外に使っているものはありますか？

268 歯磨きはどこでしますか？

▶ 会話イメージ ◀

最近、何か変わったことはありました？

いえ、特になにも変わっていませんよ。

そうですか。全体的にお口の中がスッキリした感じになっていますから。

磨きかたは特に変えていないけどな。あ、歯ブラシを変えたなぁ。

今の歯ブラシ、○○さんにあっていますね。歯ぐきに傷もないですし。何を使っていますか？

えっとね、□□□□かな。

◎変化があったときに確認する

　患者さんの歯磨き習慣は、毎回のメインテナンスにて確認する必要はありません。確認するタイミングは、清掃状態が変化したときです。「変化」というと悪化をイメージしますが、好転も立派な変化です。患者さんを取り巻く生活環境の変化が口腔内の変化に繋がることも多いため、フレーズ265のようにオープンクエスチョンで質問し、自由に話してもらいましょう。

　患者さんから「なぜそんなこと聞くの？」と質問された場合は、「前回よりもよくなっていますので、何かされたのかな？と思いまして」「前回よりも歯ぐきに腫れがあるようなので、何かあったのかな？と思いまして」のように、見たままの状態をそのまま答えます。

◎歯磨き習慣は変化していることもある

　フレーズ265に対し「特に変わったことはない」と答えているものの、口腔内状態が悪化している場合は、フレーズ266～268のどれかをきっかけに現在の歯磨き習慣を再度確認し、改善できるところはないか探してみましょう。以前、フレーズ266を使って質問したところ、「夜は、晩酌してそのまま寝ちゃうことが多いんだよね～」と笑いながら答えてくれた患者さんがいました。その発言から「わかっているけどできないときもある」という心理が読めたことから、「お酒飲んで寝ると、唾液の分泌が少なくなるのでお口が渇きますよね。それって、むし歯や歯周病の予防にとってよくないことなんですよ」と情報提供した上で、「週に何回くらいそのまま寝ちゃうことがありますか？」とさらに質問を加えました。患者さんは指折り回数を数えながら、「そうだよな。こんなに歯を磨かないで寝ちゃうと、よくないよなぁ」と気づいたようで、こちらが何もいわなくとも夜のブラッシング再開を決意したようでした。

◎歯間清掃用具などは、あえて限定せず聞いてみる

　治療時に歯間清掃用具を処方していなくとも、口腔清掃の意識が高くなった患者さんは、自己判断でデンタルフロスや歯間ブラシを使い出す場合があります。何を使って好転したのか、もしくは悪化したのかをフレーズ267を使って聞いてみましょう。

　以前、健康のためにと歯間ブラシを使ってみたところ、「よくなるどころか腫脹や痛みが生じてしまった」という患者さんがいました。結果この患者さんには「歯間ブラシは使わないことにしている」という強い思いが生じてしまったようでした。そんな患者さんに対し筆者は、「それは驚かれましたね。そうなると使いたくなくなるのはしかたないですよね」と受け入れてから、「歯間ブラシやフロスは歯と歯のあいだを清掃する唯一の道具です。初めてお使いになるときには、これまで歯ブラシだけで磨いていたときにはなかった出血があったり、腫れたり痛みが出ることもあります。しかし、使い続けることで必ずよくなります。サイズや使いかたを間違えなければ悪化することはありませんので、またお使いになられてはいかがでしょうか」と伝えたところ、「じゃあ、どうすればいいの？」と再び関心を示し始めました。

◎変化には理由がある

　フレーズ268は、歯磨き習慣の変化を知る優れた質問です。以前は洗面所で歯を磨いていたと答えていましたが、今は「リビングでテレビ見ながら磨いてます」と回答した患者さんがいました。場所を変えた理由を聞いてみたところ、「洗面所が寒いから、温かいリビングでゆっくり磨いている」と教えてくれました。この患者さんのプラークコントロールは良好になっていたことから、患者さんの選択がいい方向に働いたようです。

Scene 60 CPM

良好に維持できていることを伝える会話例

基本フレーズ

フレーズ No.

269 すごい！歯がツヤツヤしていますね。

270 前はよく右下の裏側に残っていましたが、最近はまったく残らなくなりましたね。

271 出血しないまま維持できていますね。

272 今回の検査でも、何も異常がなくてよかったですね。

▶ 会話イメージ ◀

 今日の検査でも、前回と変化はありませんでした。前回のままで、維持されています。

あら、悪くなってなくてよかったわ。

 右下の深いポケットのところも、まだ深いままですが、悪くはなっていませんよ。

よかった。毎日気をつけてるのよ。

 がんばっているんですね。きれいに磨かれていますよ。

◎悪いところばかり指摘していませんか？

　残念ながら、歯科医院は「痛いところ」「いつも問題を指摘されるところ」と思われており、「行きたくない場所」とされる傾向があります。治療主体の時代であればそうであったかもしれませんが、メインテナンスで健康を育む時代の現在は、歯科医院は健康と安心を提供する場所であると認識してもらいたいものです。

　歯科医院の認識を変える1つの方法が、「よくなったことを伝える」「患者さんのがんばりを受け止め認める」ことです。治療やメインテナンスを通じて、いろいろな提案や指導をしていることでしょう。それが患者さんに定着し、すこしでも好転の兆しが見えたら、積極的にそれを伝えるようにしましょう。

　たとえばフレーズ269は、少し大げさな表現ですが、万人に通用するわかりやすい言葉です。すかさずフレーズ270につなげて「ここもきれいになってます！」とすることで、患者さんは「がんばってきた甲斐があった」と喜びます。

　また、よい状態で維持されていることが確認されたときは、フレーズ271のように患者さんに報告し、セルフケアにてリスク部位のコントロールを継続していくことの価値、そしてメインテナンス来院にて健康を維持していくことの価値を、患者さんに実感してもらいましょう。

◎変化を見せることで、患者さんの理解は深まる

　患者さんに口腔内状況を説明する際には、具体的かつ客観的な情報を用いることが大事です。鏡で口腔内を見せながら説明するだけでなく、以前の口腔内写真や歯周組織検査結果と比較しながら伝えるなどしましょう。たとえば前回の検査結果と比較して大きく改善した場合は、変化したところを示しながら「ポケットもみんな3ミリ以内に収まっていますね！」や「出血点もだいぶ減りましたね」のようにフレーズ269や270をアレンジして伝えます。

　何も変化が見られなときはどうしたらよいでしょうか。変化がないので、何を伝えたらいいのかわからない──このように悩んでしまう人はいませんか？　メインテナンスは「現在のいい状態を維持する」「悪くならないように維持する」のが目的であることから、「変化がない」ということはすばらしいことです。それを素直に患者さんに伝えましょう。

　フレーズ272は検査結果を見せながら伝えたいフレーズです。単に「検査結果は問題ありません」と伝えてもいいですが、「今回の検査でも何も異常がなかった」のように、継続的に維持されていることを強調するほうが、メインテナンスを続けてきた喜びにもつながります。

　毎日の積み重ねがきちんと結果として現れていることを共有し、患者さんに「やっていてよかった」「これからも続けよう」という気持ちを持ってもらえるようにしましょう。

Scene 61

CPM

プラークコントロール低下が見られた際の会話例

基本フレーズ

フレーズ No.

273 最近お忙しかったですか？

274 最近お疲れですか？

275 お身体の具合はいかがですか？

▶ 会話イメージ ◀

 最近、お忙しかったですか？

 親の介護が必要になったので。どうしても自分のことは後回しになってしまって、余裕がなくて。

 そうですか、それは大変ですね。いつもよりプラークが多めなので、どうしたのかな、と思ったので。

 やっぱり口の中に出るんですね。そうはいってもなかなか……。

 今日はこちらでしっかりクリーニングしておきますね。

◎患者さんに響く問いかけ

　メインテナンスをくり返していると、プラークコントロールが急に低下することがあります。生活環境や全身疾患に変化が現れたのかもしれないですし、単にサボり気味なのかもしれません。メインテナンスではプラークコントロールが低下しリスクが増加していることをきちんと伝える必要がありますが、同じ「伝える」ならば、患者さんを責めるのではなく、信頼関係を高め次回の改善を期待する伝えかたをしたいものです。

　フレーズ273〜275はまったくメインテナンスに関係のない表現に見えますが、会話のきっかけになるので、ぜひ使ってみましょう。この質問をすると、「え？なんで口の中を見てそんなことを聞くの？」とキョトンとする患者さんもいれば、「最近仕事が忙しいんだよ」「子どもの行事が続いていてね〜」など近況を話してくれる患者さんもいます。その回答に応じながら、「実はここが腫れていまして、どうしたのかなぁと思いまして」や「いつもよりもプラーク多めだなって思って」のように、質問した意図を伝えます。すると患者さんは、「口の中を見ただけでわかるんだ〜（すごい！）」「気にかけてくれるんだ」「やっぱサボるとバレるんだ」など、いろいろなことを感じるようです。そしてこれは「この歯科衛生士は自分のことをわかってくれている」という信頼につながります。

◎代替案は絶対に必要というわけではない

　上述したように、フレーズ273〜275で問いかけることで、仕事が忙しい、介護やPTA役員などで生活環境が激変した、体調を崩したなど、さまざまな変化を知ることができます。その変化に応じてセルフケアやメインテナンスの内容を変えていきたいところですが、下手な提案は逆効果になることもあります。「それは大変でしたね。セルフケアもしばらくは難しいかもしれませんね」「メインテナンス来院間隔に無理はありませんか？」のように患者さんを気遣い、「今日はその分、こちらでしっかり磨いておきますね」として、メインテナンスの主目的を「しばらくのあいだ患者さんの負担を減らす」に設定しなおすのもよいかもしれません。

　メインテナンス来院を長期にわたって継続してもらうためにも、患者さんの状況を理解して寄り添っていきましょう。

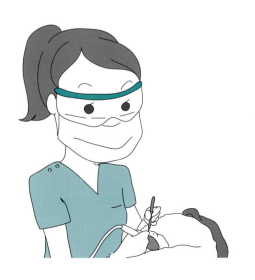

あれ？やっぱりいつもより腫れてるな…。プラークは変わらないけど疲れてるのかな？

患者さんとの会話が苦手な歯科衛生士のための
歯科臨床会話フレーズ275

2016年12月1日　第1版第1刷発行

監　　修	河野　正清(かわの　まさきよ)
発 行 者	木村　勝子
発 行 所	株式会社 学建書院

〒113-0033　東京都文京区本郷 2-13-13　本郷七番館 1F
TEL(03)3816-3888
FAX(03)3814-6679
http://www.gakkenshoin.co.jp

印刷製本　横山印刷㈱

ⒸMasakiyo Kawano, 2016. Printed in Japan［検印廃止］

JCOPY〈㈱出版者著作権管理機構 委託出版物〉
本書の無断複写は著作権法上での例外を除き禁じられています．複写される場合は，そのつど事前に，㈱出版者著作権管理機構（電話 03-3513-6969，FAX 03-3513-6979）の許諾を得てください．

ISBN978-4-7624-0702-4